Le cancer de la prostate

Pr François Desgrandchamps Dr Emmanuel Cuzin

Le cancer de la prostate

Tout comprendre pour tout savoir

Illustrations Philippe Delestre

la santé mot à mot

Conception et mise en pages : Philippe Amat

Connectez-vous sur **www.lamartiniere.fr**

Sommaire

Pourquoi un livre sur le cancer de la prostate ?

Le cancer de la prostate est le plus fréquent des cancers de l'homme après l'âge de 50 ans. Chaque année en France, un cancer de la prostate est découvert chez 40 000 hommes.

Si le cancer de la prostate est pris suffisamment tôt, il guérit quasiment toujours. Aujourd'hui, il est possible de détecter tôt ce cancer par une simple analyse de sang (dosage du PSA) et par l'examen de la prostate (toucher rectal) fait par un médecin spécialiste (l'urologue).

En détectant suffisamment tôt ce cancer, on peut alors éviter de nombreux décès qui lui sont liés. La guérison très probable du cancer de la prostate par cette détection précoce devrait diminuer la peur du mot cancer.

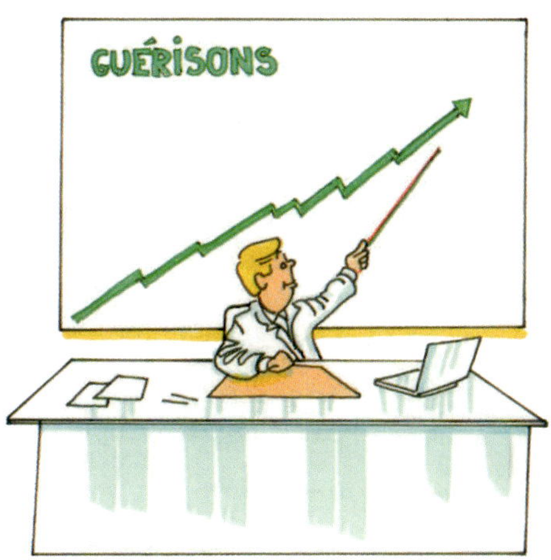

Quelques mots pour comprendre

Qu'est-ce que la prostate ?

La prostate est une glande qui n'existe que chez l'homme.

Elle fabrique la plus grande partie du liquide séminal (le sperme) dans lequel baignent les spermatozoïdes qui sont fabriqués par les testicules.

La prostate est située à la sortie de la vessie. Elle entoure l'urètre, le tuyau dans lequel s'écoulent l'urine ou le sperme lors de l'éjaculation. La prostate est ainsi traversée par l'urètre, et la partie de l'urètre qui traverse la prostate est l'urètre prostatique.

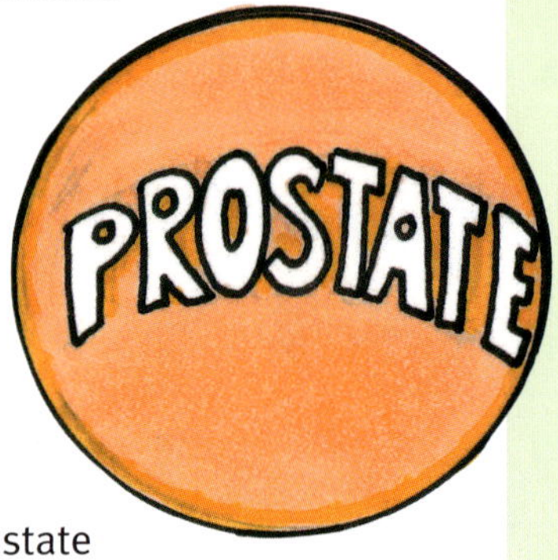

Elle fabrique une substance particulière nommée PSA (Prostatic Specific Antigen) que l'on peut doser dans le sang. En français, le PSA est l'antigène spécifique de la prostate (spécifique signifie que seule la prostate fabrique cette substance).

Le médecin peut examiner la prostate en introduisant un doigt ganté dans l'anus. Cet examen est appelé le toucher rectal ou TR (son diminutif en jargon médical).

La prostate est grosse comme une noix. Avec l'âge, elle augmente souvent de taille. Elle grossit, mais c'est tout à fait normal.

LA PROSTATE EST UNE GLANDE QUI N'EXISTE QUE CHEZ LES HOMMES.

Quand le fonctionnement du corps humain est bien réglé

Pour mieux comprendre comment fonctionne le corps humain, voici l'exemple d'un arbre : nourri par la sève, il est composé d'un tronc et de branches (son squelette) ainsi que de bouquets de feuilles. Chaque bouquet est fait de feuilles séparées qui sont renouvelées régulièrement suivant un ordre bien établi.

Le corps humain est formé d'organes – cœur, cerveau, prostate, reins, poumons... – (les bouquets), qui eux-mêmes sont formés d'unités de base, les cellules (feuilles). Le fonctionnement des cellules est agencé par un code de loi (le code génétique). Les cellules comme les feuilles poussent puis meurent, en obéissant à la régulation des naissances. Schématiquement, une cellule qui meurt est remplacée par une neuve.

Quand le fonctionnement d'une cellule se dérègle : le cancer

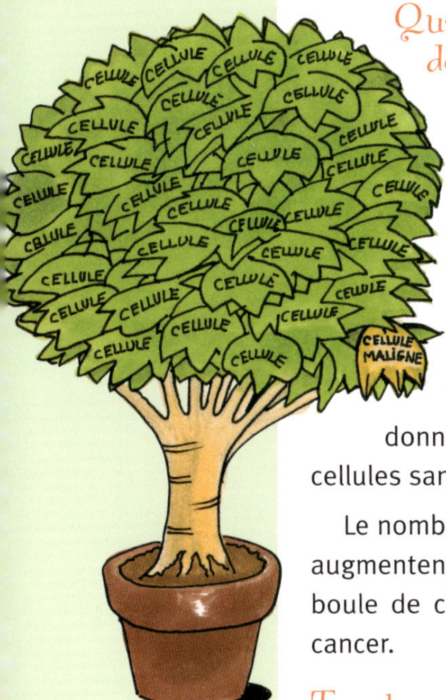

Si le code se dérègle dans une cellule, celle-ci devient hors la loi, c'est une cellule maligne ou cancéreuse. Déréglée, elle ne respecte plus la loi commune ni la régulation des naissances, elle échappe aux règles de fonctionnement du corps qui en perd le contrôle. La cellule maligne donne alors naissance à de nombreuses cellules filles hors la loi, qui elles-mêmes donnent naissance à de nouvelles cellules sans foi ni loi, etc.

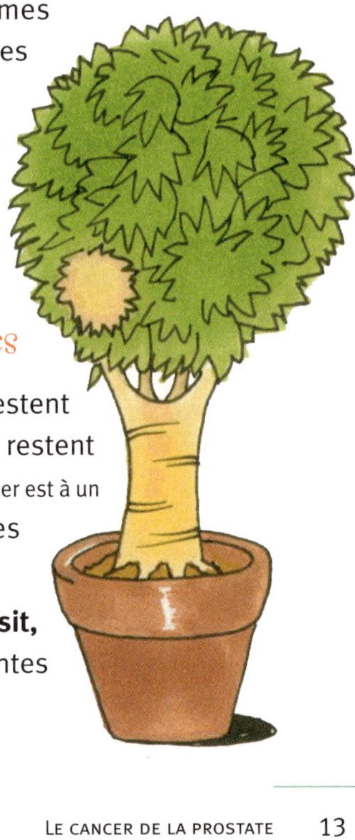

Le nombre des cellules hors la loi qui augmentent forme alors un amas, une boule de chair ou tumeur maligne ou cancer.

Tous les cancers évoluent par étapes

• **Au début**, les cellules cancéreuses restent sur place, là où elles naissent. Elles restent localisées dans l'organe de départ (le cancer est à un stade localisé). C'est à ce stade que les chances de guérir sont les plus grandes.

• **Sans traitement, la tumeur grossit,** envahit petit à petit les zones avoisinantes et les détruit (c'est un envahissement régional).

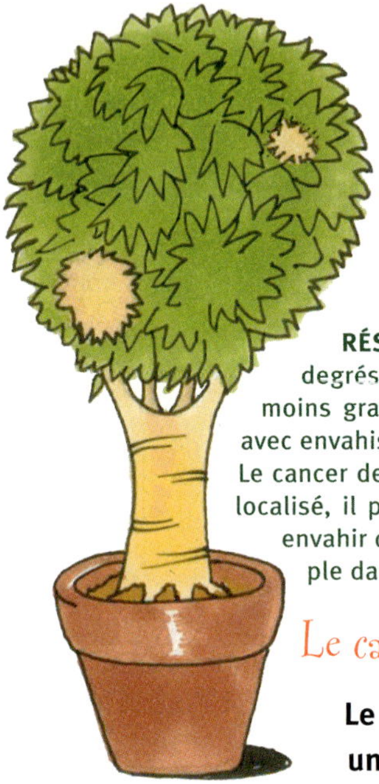

• **Des cellules cancéreuses peuvent s'échapper de la tumeur**, migrer et envahir (coloniser) d'autres endroits du corps et former d'autres tumeurs. En langage médical, ce sont des métastases.

RÉSUMÉ. Nous venons de vous décrire les trois degrés (les trois stades) de gravité des cancers, du moins grave au plus grave : le stade localisé, le stade avec envahissement, le stade métastatique.
Le cancer de la prostate comme tous les cancers peut être localisé, il peut envahir les organes voisins, il peut aussi envahir des organes plus lointains et se fixer par exemple dans les os (ce sont des métastases osseuses).

Le cancer de la prostate est particulier

Le cancer de la prostate est généralement un « cancer lent ». Il se distingue ainsi des autres cancers. Il est possible de vivre avec cette maladie jusqu'à la fin de ses jours sans qu'il soit gênant et sans jamais connaître son existence. Ainsi, de nombreux hommes meurent pour une raison ou une autre sans jamais avoir su que leur prostate était cancéreuse. Les médecins disent que ce cancer était latent.

Le cancer de la prostate n'est pas toujours latent. Il peut rester latent pendant plusieurs années, puis devenir actif et agressif (un peu la même chose que pour les volcans).

Certains cancers de la prostate sont immédiatement très agressifs et évoluent très vite.

Peut-on prévoir si le cancer est lent ou rapide ?

Non malheureusement ! On ne peut pas prédire si le cancer va rester définitivement latent, rester latent un moment puis devenir actif ou au contraire s'il est déjà actif, agressif et risque de devenir envahissant. C'est pour cela que l'on doit toujours soigner le cancer de la prostate.

LE CANCER DE LA PROSTATE EST GÉNÉRALEMENT UN « CANCER LENT ». ON PEUT VIVRE AVEC LUI JUSQU'À LA FIN DE SA VIE SANS QU'IL SOIT GÊNANT ET SANS JAMAIS LE SAVOIR.

Comment découvre-t-on le cancer de la prostate ?

Le plus souvent, les échantillons de prostate sont prélevés lors d'un examen fait exprès pour cela, qui s'appelle en jargon une biopsie.

Pour découvrir un cancer de la prostate, il faut analyser au microscope des échantillons de prostate.

Ces échantillons sont obtenus de deux manières très différentes.

• Le plus souvent, les échantillons de prostate sont prélevés lors d'un examen fait exprès pour cela, qui s'appelle en jargon une biopsie (nous expliquons en détail, un peu plus loin, ce qu'est une biopsie).

• Plus rarement, les échantillons peuvent provenir d'une opération de la prostate où une partie de la prostate a été enlevée. Cette opération très fréquente est faite pour supprimer l'adénome de la prostate, un problème de prostate non cancéreux (bénin) qui empêche d'uriner correctement. La partie de prostate qui est enlevée est toujours analysée au microscope, et parfois on découvre que la prostate contient des cellules cancéreuses, alors qu'avant l'opération, on pensait qu'elle n'était pas cancéreuse.

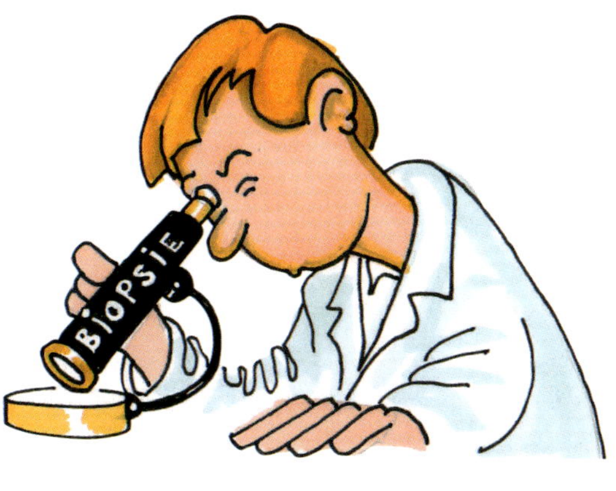

Détecter le cancer de la prostate : pourquoi, quand, comment ?

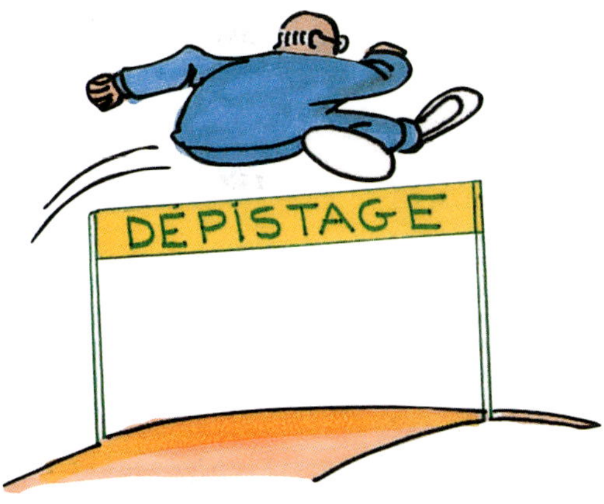

Pourquoi détecter le cancer le plus tôt possible ?

Dire qu'il faut détecter ou dépister le cancer de la prostate le plus tôt possible peut paraître évident, mais nous tenons à l'expliquer. Voici pourquoi.

Plus un cancer est détecté tôt, plus les chances d'en guérir sont grandes.

Un cancer détecté tôt est moins grave car :

- il est moins gros ;
- il y a peu de risque qu'il se soit étendu et qu'il ait envahi les organes voisins ;
- il y a moins de risque de métastases.

UN CANCER DÉTECTÉ TÔT EST MOINS GRAVE.
PLUS UN CANCER EST DÉTECTÉ TÔT, PLUS LES CHANCES D'EN GUÉRIR SONT GRANDES.

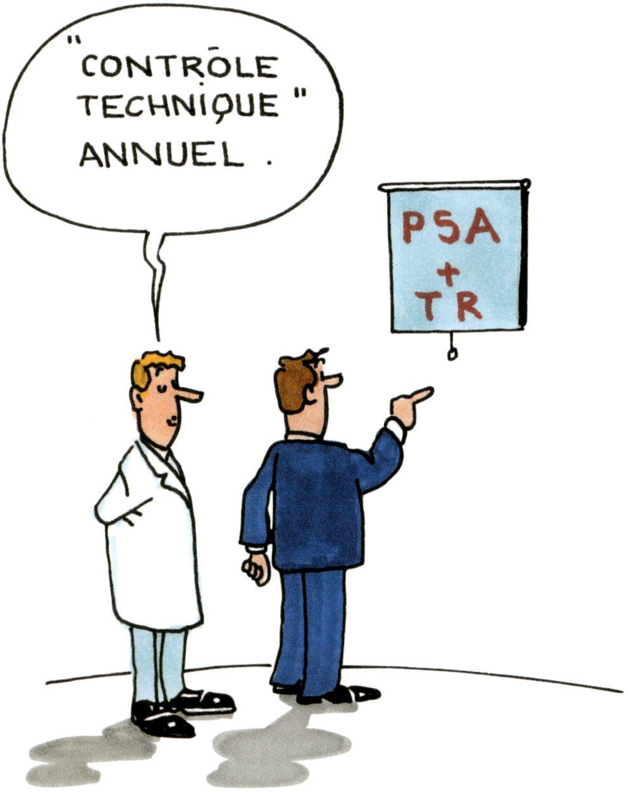

Quand détecter le cancer de la prostate ?

On sait que le risque de cancer de la prostate augmente à partir de 45-50 ans. Pour avoir le maximum de chances de guérir, on doit le détecter à temps, par des examens dès 50 ans – et même dès 45 ans pour certains hommes à risque.

Comment détecter le cancer de la prostate ?

Trois examens permettent de découvrir tôt un cancer de la prostate :

- le toucher rectal (examen de la prostate par le médecin) ;
- le dosage du PSA (analyse de sang) ;
- les biopsies (prélèvements d'échantillons de prostate).

L'EXAMEN DE LA PROSTATE PAR LE TOUCHER RECTAL

Qu'est-ce que le toucher rectal ?

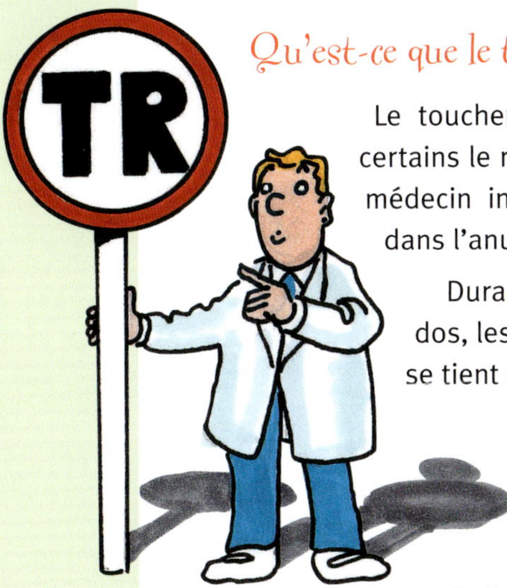

Le toucher rectal est un examen intime et certains le redoutent. Pour faire cet examen, le médecin introduit un doigt ganté et lubrifié dans l'anus.

Durant l'examen, vous êtes couché sur le dos, les talons près des fesses. Le médecin se tient devant vous.

L'examen n'est pas douloureux, si vous ne vous contractez pas. Ne serrez pas les fesses et tout ira bien !

En introduisant son index dans l'anus, le médecin examine la prostate au bout de son doigt (les médecins disent palper la prostate). Avec cet examen, le médecin sait si la prostate est grosse et si elle est dure à certains endroits.

Une prostate normale est souple et sa grosseur est celle d'une noix.

Si un endroit de la prostate est dur (si la prostate est indurée ou a une induration), le médecin vous proposera des faire des biopsies, pour savoir si la zone dure est un cancer ou non.

Après cet examen, que votre prostate soit dure ou souple, le médecin vous demandera toujours de faire une analyse de sang pour mesurer le PSA *(voir p. 21-24)*.

L'EXAMEN N'EST PAS DOULOUREUX, SI VOUS NE VOUS CONTRACTEZ PAS. NE SERREZ PAS LES FESSES ET TOUT IRA BIEN !

Quand faire un toucher rectal ?

Un toucher rectal tous les ans à partir de 50 ans.

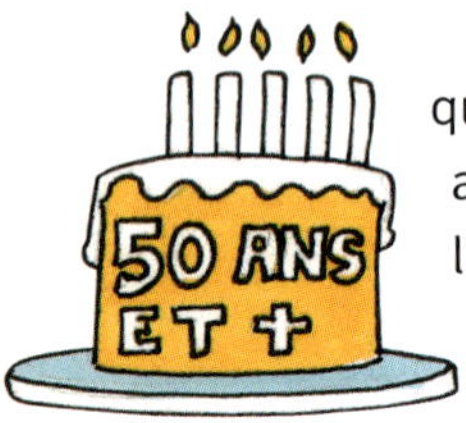

Les femmes sont plus habituées au dépistage que les hommes. À partir de 45-50 ans, tous les ans, les femmes font un dépistage du cancer de l'utérus et du cancer du sein.

Dans le même esprit, à partir de 50 ans, tous les hommes, chaque année, devraient faire vérifier leur prostate par un toucher rectal et faire doser le PSA.

À PARTIR DE 50 ANS, TOUS LES HOMMES, CHAQUE ANNÉE, DEVRAIENT FAIRE VÉRIFIER LEUR PROSTATE PAR UN TOUCHER RECTAL ET FAIRE DOSER LE PSA.

Un toucher rectal en cas de problèmes urinaires

Si vous avez des problèmes urinaires, par exemple si vous devez pousser pour uriner, si vous avez des envies pressantes, des gouttes retardataires, si vous vous levez souvent la nuit pour uriner, s'il y a du sang quand vous urinez, si vous devez attendre avant d'uriner, etc. Le médecin examinera votre prostate par un toucher rectal et vous demandera un dosage du PSA.

Les MOTS MÉDICAUX

EN JARGON MÉDICAL, LE DIMINUTIF DE TOUCHER RECTAL EST TR.
POURQUOI RECTAL ET PAS TOUCHER DE PROSTATE ?
RECTAL VIENT DE RECTUM QUI EST LA FIN DE L'INTESTIN JUSTE AVANT L'ANUS. LE MÉDECIN INTRODUIT AINSI SON DOIGT DANS LE RECTUM, D'OÙ LE NOM DE CET EXAMEN.

LE PSA

Avec une simple prise de sang, on peut suspecter le cancer de la prostate. Cette prise de sang est le dosage du PSA. Au-dessus d'un certain niveau de PSA, la prostate peut être cancéreuse. Dans ce cas, il faut prélever des échantillons de la prostate (biopsies) pour en être certain.

LE PSA EST UNE SUBSTANCE UNIQUEMENT FABRIQUÉE PAR LA PROSTATE, ELLE EST SPÉCIFIQUE DE LA PROSTATE.

Qu'est-ce que le PSA ?

Ces trois lettres proviennent de trois mots anglais : P pour Prostatic, S pour Specific et A pour Antigen. En français, il s'agit de l'antigène spécifique prostatique. Le PSA est une substance qui est uniquement fabriquée par la prostate, elle est spécifique de la prostate. Le PSA sert à rendre liquide le sperme (ce que l'on éjacule ou éjaculât).

Pourquoi faire doser le PSA ?

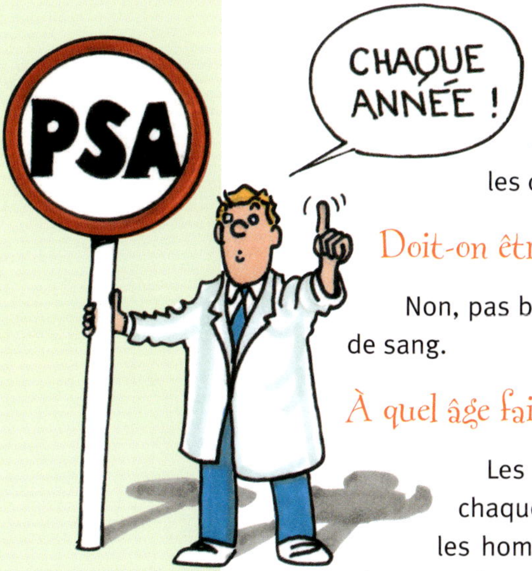

Le dosage du PSA permet de détecter un petit cancer et de le guérir, car, comme nous l'avons déjà dit, plus un cancer est détecté tôt, plus les chances d'en guérir sont grandes.

Doit-on être à jeun pour doser le PSA ?

Non, pas besoin d'être à jeun pour cette analyse de sang.

À quel âge faire doser le PSA ?

Les spécialistes recommandent de faire chaque année un dosage du PSA pour tous les hommes à partir de 50 ans et de 45 ans dans certaines familles (les familles à risque) – nous y reviendrons en détail.

Le dosage pouvant varier d'un laboratoire à l'autre, nous vous conseillons de faire l'analyse, chaque année, dans le même laboratoire.

Pourquoi le PSA augmente-t-il ?

Le PSA peut augmenter principalement pour deux raisons :

- soit parce qu'il existe un cancer prostatique ;
- soit simplement parce que la prostate est grosse sans cancer (avec l'âge, la prostate grossit).

Quel est le niveau normal du PSA ?

En dessous de 4, c'est normal. Au-dessus de 10, c'est franchement anormal. Entre 4 et 10, c'est plus difficile de se prononcer. Est-ce un cancer ou simplement une grosse prostate (adénome de la prostate) ? Pour préciser les choses, le médecin calcule le rapport du PSA libre sur le PSA total.

Après l'examen de la prostate et le résultat du PSA, le médecin peut vous proposer d'aller plus loin et de faire des biopsies.

Faire des biopsies (prélever des échantillons de prostate) est la seule façon d'être sûr qu'il existe ou non un cancer.

Il n'y a pas que le cancer qui augmente le PSA

Hormis le cancer et la grosse prostate, le PSA peut être augmenté pour différentes raisons.

- **Quand la prostate est infectée (prostatite), le PSA augmente beaucoup.**

Une analyse d'urine appelée ECBU permet de le savoir. Cet examen est toujours demandé quand le PSA n'est pas normal. S'il y a une infection de la prostate, il faut prendre des antibiotiques pendant plusieurs semaines pour guérir de l'infection. Trois mois après la guérison de la prostatite, vous referez un dosage du PSA.

LES SPÉCIALISTES RECOMMANDENT DE FAIRE CHAQUE ANNÉE UN DOSAGE DU PSA POUR TOUS LES HOMMES À PARTIR DE 50 ANS ET DE 45 ANS DANS CERTAINES FAMILLES À RISQUE.

• L'éjaculation augmente un peu le PSA.

Attendez 24 heures après une éjaculation pour faire doser le PSA.

Pour des raisons très particulières et rares, le PSA augmente aussi : après un examen de la vessie (cystoscopie), après une opération de la prostate, après un blocage de vessie (rétention aiguë d'urine), après une échographie transrectale de la prostate (nous vous expliquerons ce terme bizarre plus loin)... Une augmentation du PSA ne signifie rien dans ces situations.

Certains médicaments font baisser le PSA

Certains médicaments prescrits pour traiter l'adénome prostatique (grosse prostate) diminuent le PSA. Ces médicaments sont le dutastéride et le finastéride.

Si vous prenez ces médicaments, le chiffre du PSA indiqué sur le résultat du laboratoire doit être multiplié par 2 à 2,3. Si vous avez 1,5, en réalité vous avez 3 à 3,5, ça va. Mais si les résultats indiquent 3,2, cela signifie que le PSA est en réalité au-dessus de 4 et ce n'est pas normal.

Précisions techniques : à propos du nom des médicaments

Les médicaments ont tous deux noms, l'un est le nom scientifique, l'autre le nom commercial : celui que vous connaissez et qui est inscrit sur l'ordonnance.

Le dutastéride et le finastéride sont les noms scientifiques de ces deux médicaments. Le nom scientifique est écrit en petits caractères sur les boîtes (c'est la Dénomination commune internationale ou DCI). Il est le même partout dans le monde alors que le nom commercial change souvent d'un pays à l'autre.

Si vous prenez du dutastéride ou du finastéride, le chiffre du PSA indiqué sur le résultat du laboratoire doit être multiplié par 2 à 2,3.

Dosage du PSA, à partir de 45 ans, pour certains hommes à risque

Le cancer de la prostate est plus fréquent dans certaines familles. En jargon médical, ce sont des familles (dites) à risque.

Si vous faites partie de ces familles, le risque de cancer est plus grand et il survient plus jeune.

Pour faire simple, vous avez un risque plus important de cancer de la prostate si vos parents proches – frère, père, oncle maternel ou paternel – ont eu un cancer de la prostate.

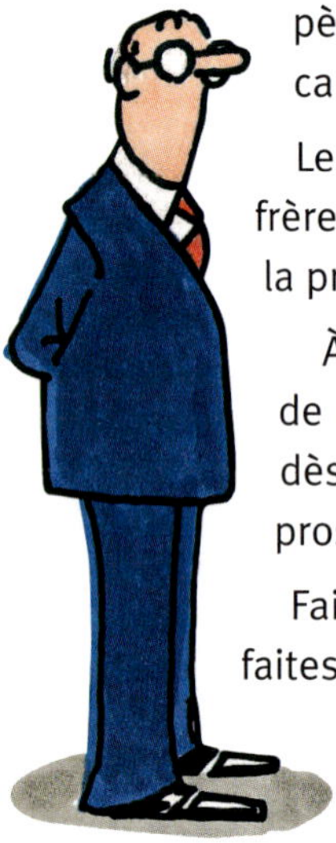

Le risque pour vous est beaucoup plus grand si un frère et votre père ont eu tous les deux un cancer de la prostate avant 55 ans.

À cause de ce risque, il est conseillé aux hommes de ces familles de faire doser le PSA tous les ans, dès l'âge de 45 ans et de se faire examiner la prostate.

Faites également doser votre PSA à 45 ans, si vous faites partie d'une famille où existent des cancers du sein, de l'intestin ou du cerveau.

Si vous êtes originaire des Antilles ou d'Afrique, le risque de cancer de la prostate est plus grand : faites doser votre PSA tous les ans à partir de 45 ans.

Faites-vous partie d'une famille à risque de cancer de la prostate ? Si oui : PSA et TR chaque année à partir de 45 ans.

Que faire si le PSA augmente d'une année sur l'autre ?

Le PSA ne doit pas augmenter de plus de 0,7 chaque année.

Si le taux de PSA augmente de plus de 0,7 à un an d'intervalle, c'est que la prostate se modifie. Le plus souvent, c'est simplement que la prostate a grossi (c'est un adénome), mais pour en être sûr, il faut parfois faire des biopsies.

En dessous de 4, est-on sûr qu'il n'y a pas de cancer de la prostate ?

Pour être parfaitement exact, le cancer est rare si le PSA est en dessous de 4 et il est extrêmement rare en dessous de 3.

La biopsie de la prostate

Qu'est-ce qu'une biopsie ?

La biopsie de la prostate consiste à prélever des petits bouts de la prostate (des échantillons), afin de les analyser au microscope.

Le laboratoire où sont examinées les biopsies est le laboratoire d'anatomo-pathologie (pathologie = maladie).

La biopsie de la prostate est faite pour savoir si la prostate contient des cellules cancéreuses. Dans leur langage, les médecins parlent de foyers cancéreux (foyer = lieu), car il existe plusieurs endroits (foyers) où le cancer se développe en même temps dans la prostate.

La biopsie sert non seulement à voir le cancer (à l'affirmer) mais aussi à déterminer la gravité de la maladie (le pronostic).

La biopsie de la prostate est faite pour savoir si la prostate contient des cellules cancéreuses.

Des examens à faire avant à la biopsie

Avant la biopsie, le médecin vous informe de ce qui va se passer au cours de l'examen et vous explique aussi la suite des événements, si un cancer est découvert.

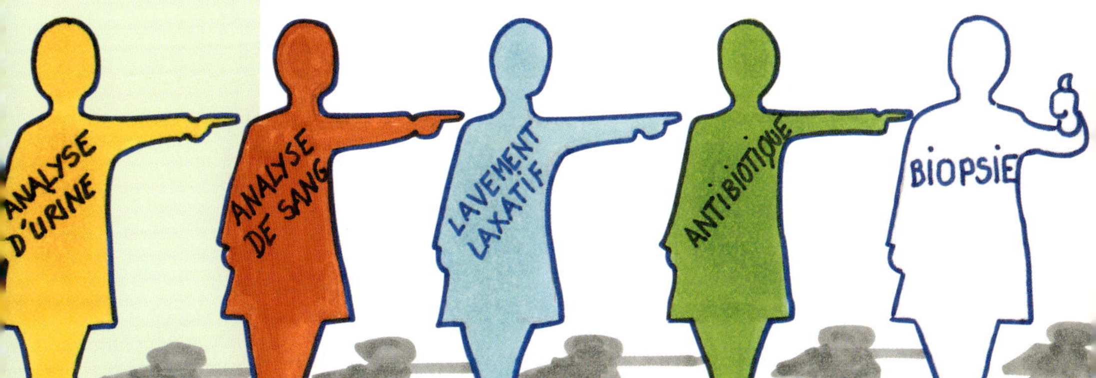

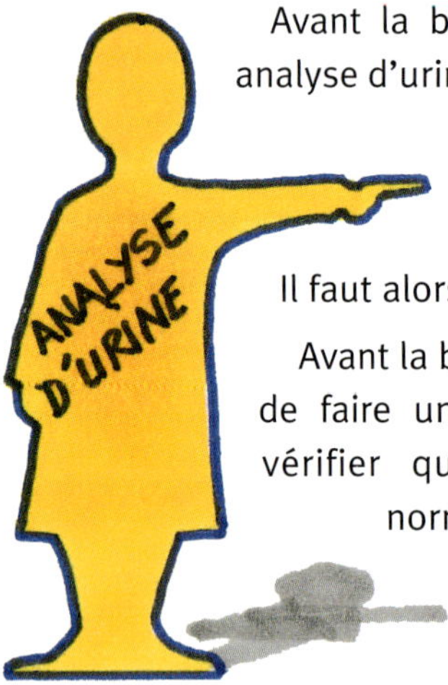

Avant la biopsie, vous devez avoir fait une analyse d'urine (ECBU) pour vérifier si vous n'avez pas d'infection urinaire. Si vous avez une infection urinaire, la biopsie ne peut pas avoir lieu. Il faut alors attendre d'être guéri.

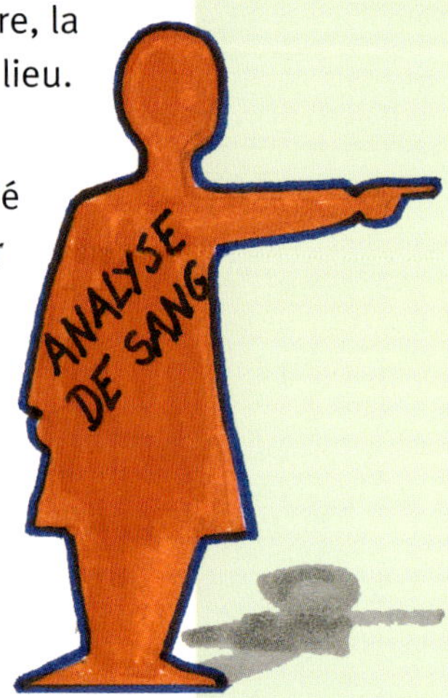

Avant la biopsie, on vous a demandé de faire une analyse de sang pour vérifier que votre sang coagule normalement.

Des médicaments à prendre, juste avant la biopsie

Deux heures avant la biopsie, vous devez :

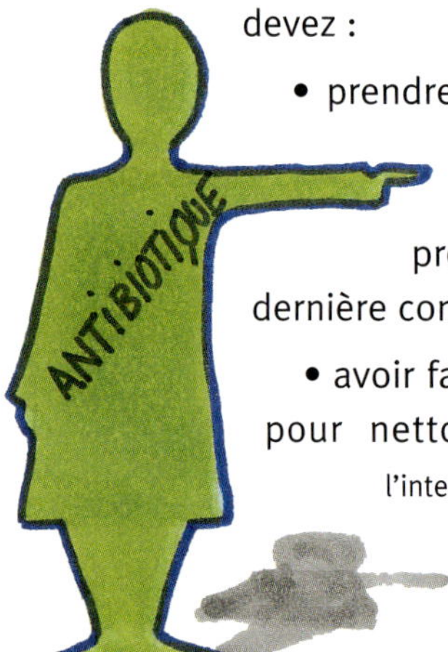

- prendre un antibiotique pour réduire au minimum le risque d'infection : ce médicament vous a été prescrit par votre médecin à la dernière consultation ;
- avoir fait un petit lavement laxatif pour nettoyer le rectum (la fin de l'intestin).

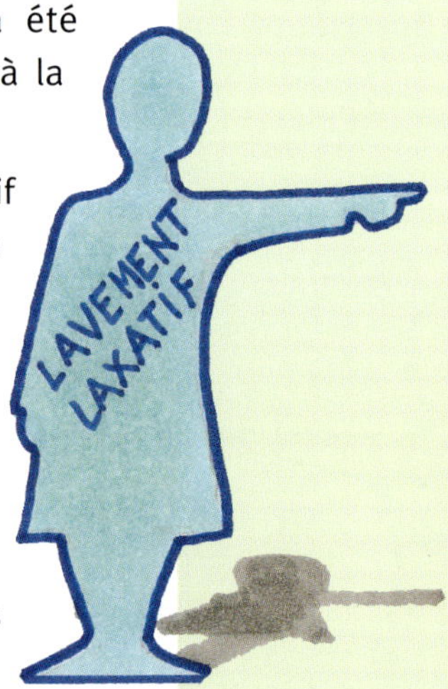

Signalez tous les médicaments que vous prenez

Le médecin vous demandera les médicaments que vous prenez. Si vous prenez de l'aspirine ou d'autres fluidifiants du sang (comme les anticoagulants) ou du Plavix, n'oubliez pas de le signaler.
Ces médicaments doivent être arrêtés ou diminués 10 jours avant de faire la biopsie.

La biopsie

Vous n'avez pas besoin d'être à jeun avant une biopsie de la prostate.

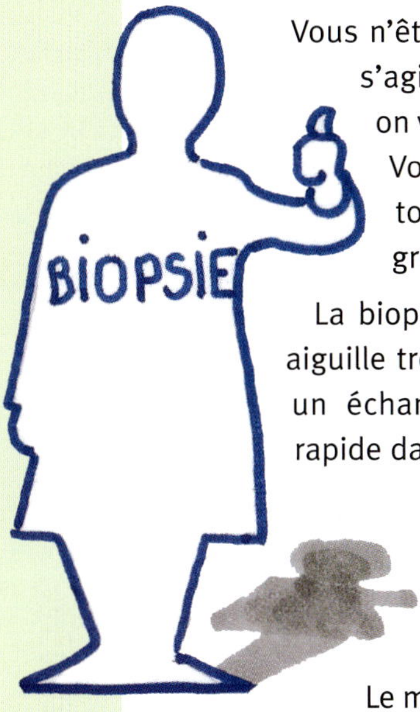

Vous n'êtes pas hospitalisé ; en langage médical, il s'agit d'un examen ambulatoire, mais parfois, on vous demande d'arriver la veille (c'est rare). Vous n'êtes pas endormi et vous entendez tout ce qui se passe. L'examen est désagréable, mais il n'est pas douloureux.

La biopsie est un carottage qui est fait avec une aiguille très fine creuse et tranchante. Pour prélever un échantillon, l'aiguille fait un va-et-vient très rapide dans la prostate.

Pour atteindre la prostate, il faut passer au travers de la paroi de l'intestin (qui est ici le rectum). La prostate se trouve juste derrière.

Le médecin voit en permanence sur un écran où elle se trouve, grâce à l'échographie transrectale ou endorectale (transrectale = à travers le rectum ; endorectale = dans le rectum). L'échographie est une sorte de radio faite avec des ultrasons (écho = son et graphie = image). Dans leur jargon, les médecins parlent de biopsie échoguidée (guidée par l'échographie).

Comment se passe une biopsie ?

Vous êtes couché sur le côté et le médecin introduit la sonde lubrifiée de l'échographe (grosse comme le pouce) dans l'anus. Une fois la prostate repérée par l'échographie, le médecin injecte, à travers la sonde, un anesthésique autour de la prostate (anesthésie locale) pour que l'examen ne soit pas douloureux. La biopsie peut alors commencer. Lorsque c'est possible, vous pouvez même suivre le déroulement des événements sur l'écran en même temps que le médecin.

L'appareil à biopsie fait du bruit à chaque prélèvement, vous entendez un claquement sec. Le premier claquement vous signale que le premier prélèvement a eu lieu.

Au total, 10 à 17 échantillons à différents endroits de la prostate sont faits pour que la biopsie soit complète (vous entendrez autant de claquements qu'il y a de prélèvements). (En jargon médical, on parle plutôt de série de biopsies. Une série = 10 à 17 prélèvements ou biopsies).

L'examen dure environ un quart d'heure. Après quoi, vous pouvez quitter l'hôpital et rentrer chez vous.

L'APPAREIL À BIOPSIE FAIT DU BRUIT À CHAQUE PRÉLÈVEMENT, VOUS ENTENDEZ UN CLAQUEMENT SEC. AU TOTAL, VOUS ENTENDEZ 10 À 17 CLAQUEMENTS.

La biopsie de la prostate est-elle dangereuse ?

Non, la biopsie de la prostate n'est pas dangereuse.

Après la biopsie

Le médecin vous informe qu'après la biopsie, vous pouvez voir un peu de sang en urinant ou dans les selles ou encore dans le sperme. Ce saignement s'arrête tout seul, généralement au bout de quelques heures, mais il peut durer une semaine ou plus.

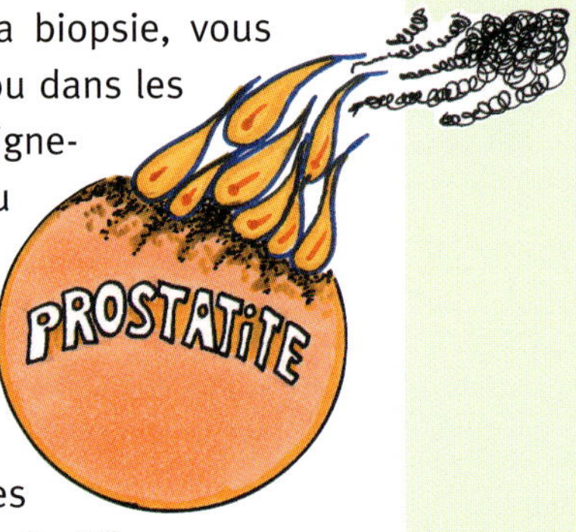

Très rarement, la prostate peut s'infecter. Quelques heures après la biopsie, vous ressentez alors des brûlures en urinant, vous avez de la fièvre (plus de 38,5°C) et des frissons : en langage médical, c'est une prostatite.

Que faire ? Vous devez prévenir immédiatement le médecin qui a fait la biopsie ou son équipe. Vous serez hospitalisé pour recevoir des antibiotiques en perfusion (dans les veines).

Un blocage de la vessie peut rarement se produire (en langage médical, c'est une rétention aiguë d'urine). Prévenez immédiatement le médecin. Vous devez être hospitalisé pour débloquer la vessie qui est pleine à ras bord. On vide la vessie, soit par une sonde

FIÈVRE APRÈS LA BIOPSIE : APPELER D'URGENCE LE MÉDECIN QUI A FAIT LA BIOPSIE.

introduite dans la verge (sonde vésicale), soit par un petit tuyau introduit directement dans la vessie en piquant le bas-ventre (en jargon c'est un cathéter sus-pubien).

Peut-il y avoir plusieurs séries de biopsies ?

Si le médecin a un doute, c'est-à-dire s'il pense que le cancer n'a pas été détecté par une première biopsie, il peut vous demander de passer une seconde série de biopsies et parfois même une troisième.

Peut-on faire une biopsie de prostate si l'on a des hémorroïdes ?

Oui, les hémorroïdes ne gênent en rien l'examen. Tout au plus, l'introduction de la sonde peut-elle être un peu douloureuse.

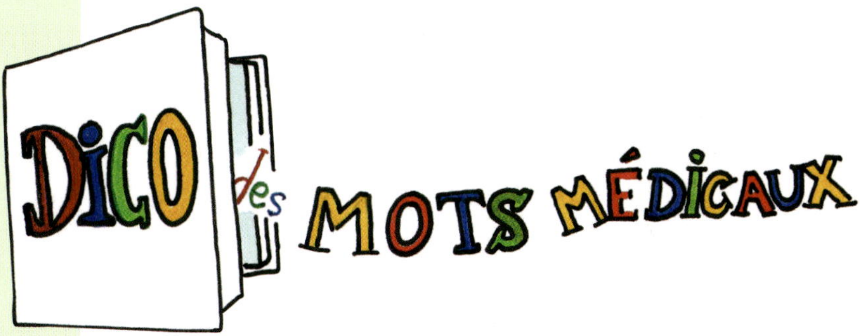

Comprendre le jargon du compte rendu de l'analyse des biopsies

Les échantillons prélevés sont adressés au laboratoire et analysés au microscope. Quelques jours s'écoulent avant d'avoir les résultats. Le compte rendu de l'analyse est toujours adressé à votre médecin traitant.

Parfois, le médecin vous remet le compte rendu. Voici alors des explications pour que vous compreniez ce qui y est écrit, car c'est bien sûr du charabia.

Quand il n'y a pas de cancer sur les biopsies, le médecin vous dit : les biopsies sont négatives. Cela veut dire qu'il n'y a pas de cancer sur les morceaux prélevés, c'est bien.

Au contraire, quand il y a un cancer, en langage médical les biopsies sont positives.

Le compte rendu comporte différentes parties.

La première partie est totalement incompréhensible par le non-médecin, c'est du jargon médical.

Rendez-vous directement à la conclusion, c'est ce qui vous intéresse.

Les mots importants du compte rendu qui sont à comprendre sont les suivants : adénocarcinome, différencié, grade, score de Gleason.

Décryptage

Il existe un cancer si vous lisez le mot **adénocarcinome** (carcinome = cancer et adéno = glande, ici la glande prostatique).

• **Base, apex, partie médiane** : ces mots correspondent à l'endroit de la prostate où les biopsies ont été faites.

En cas de cancer, les mots suivants sont utilisés :

• **Bien différencié, moyennement différencié, peu différencié** ou **indifférencié** : ces mots correspondent à l'aspect du cancer au microscope.

Bien différencié signifie que l'aspect du cancer est proche de l'aspect normal de la prostate.

Moyennement et peu différencié : l'aspect s'éloigne de l'aspect normal de la prostate.

Indifférencié : l'aspect du cancer ne ressemble plus du tout à la prostate.

Signification : plus le cancer est proche de l'aspect normal de la prostate, moins il est grave.

• **Gleason** : le mot Gleason, ou plus exactement le score de Gleason, est une note donnée au cancer. (Gleason est le médecin qui a mis au point ce score et auquel son nom est attaché). Cette note varie de 2 à 10. Plus elle est élevée, plus le cancer est agressif. Sur le compte rendu, cette note est la somme de deux chiffres :

2 + 2, ou 3 +1 ou 1 + 1 ou encore 4 + 2 ou 5 + 5, etc.

Le score de Gleason donne une idée assez précise de la gravité du cancer.

Jusqu'à 6 le cancer est moins grave, au-dessus de 6, il est plus agressif.

• **Grade** : parfois vous lisez le mot grade. Ce mot correspond à l'aspect du cancer. Le grade varie de 1 quand le cancer est très bien différencié à 5 quand le cancer est indifférencié.

Quand le médecin propose-t-il de faire une biopsie de la prostate ?

La biopsie est proposée dans différentes situations.

• **Le PSA est anormal et il n'y a aucun signe de cancer**

Une biopsie est proposée si le dosage du PSA est anormal. Aujourd'hui, la majorité des cancers est découverte de cette manière.

• **Quand le toucher rectal est anormal**, la biopsie est aussi proposée.

Ceci ne veut pas dire qu'à chaque fois que la prostate est anormale, il s'agit d'un cancer. Le plus souvent ce n'est pas un cancer. Quoi qu'il en soit, la seule façon de savoir si l'anomalie de la prostate est due ou non à un cancer est de faire une biopsie.

• Si vous vous plaignez de problèmes (ou symptômes) pour uriner, il faut vérifier que ce n'est pas à cause d'un cancer.

Quels sont ces problèmes urinaires ? Des envies fréquentes d'uriner, la nécessité de pousser pour uriner, le besoin de vous

Lorsqu'un homme a des problèmes pour uriner, le médecin fait un toucher rectal et fait doser le PSA. Si l'un ou l'autre de ces deux examens est anormal, une biopsie est proposée.

lever la nuit ou vous remarquez qu'il y a du sang quand vous urinez. Lorsqu'un homme a des problèmes pour uriner, le médecin fait un toucher rectal et fait doser le PSA. Si l'un ou l'autre de ces deux examens est anormal, une biopsie est proposée.

• **Parfois, la biopsie est proposée si des symptômes font penser à un cancer de la prostate métastasé.**

Les cellules du cancer de la prostate se fixent le plus souvent dans les os et s'y développent. Ce sont des métastases osseuses. Ces métastases peuvent faire mal ou bien faire casser l'os où elles se trouvent.

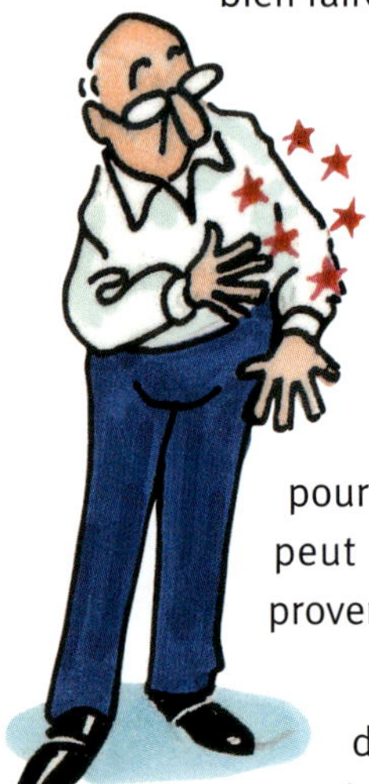

Les douleurs des métastases sont ressenties au niveau des os, c'est-à-dire au niveau du bras, des épaules, des côtes, du bassin... Une radio faite au niveau de la douleur peut révéler une métastase qui provient de la prostate.

Après une fracture, qui s'est produite pour un choc peu violent, la radio de l'os cassé peut aussi révéler une métastase provenant de la prostate.

Quand une métastase est découverte sur un os, une biopsie de la prostate est proposée.

Auparavant, le cancer de la prostate était souvent découvert à un stade avancé. Aujourd'hui, le cancer est généralement découvert plus tôt.

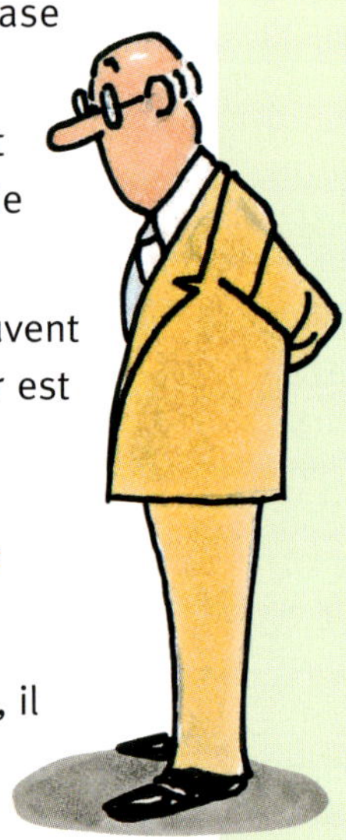

Des exemples pour bien comprendre quand le médecin propose une biopsie

Premier exemple : M. A vient de fêter ses 65 ans, il est en pleine forme et ne se plaint de rien. Il n'a pas de problèmes urinaires. Il a lu qu'il fallait faire un dosage du PSA, chaque année après 50 ans. Son médecin le lui prescrit.

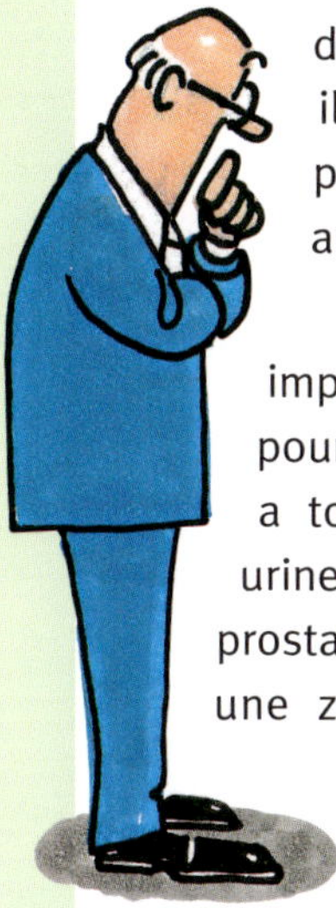

Le PSA est à 5. L'urologue ne constate pas d'anomalie de la prostate par le toucher rectal, mais il propose à M. A de vérifier par des biopsies que la prostate n'est pas cancéreuse, car le PSA est anormal.

Deuxième exemple : M. B a 70 ans. Il sait qu'il est important de détecter tôt le cancer de la prostate. C'est pourquoi chaque année, il fait doser son PSA et celui-ci a toujours été normal. Il n'a aucun problème pour uriner, bref tout va bien. Son généraliste trouve que sa prostate est anormale. L'urologue est d'accord, il perçoit une zone dure au niveau de la prostate. Il propose à M. B de faire des biopsies de la prostate afin de s'assurer que ce n'est pas un cancer. Les résultats de la biopsie ne révèlent pas de cancer.

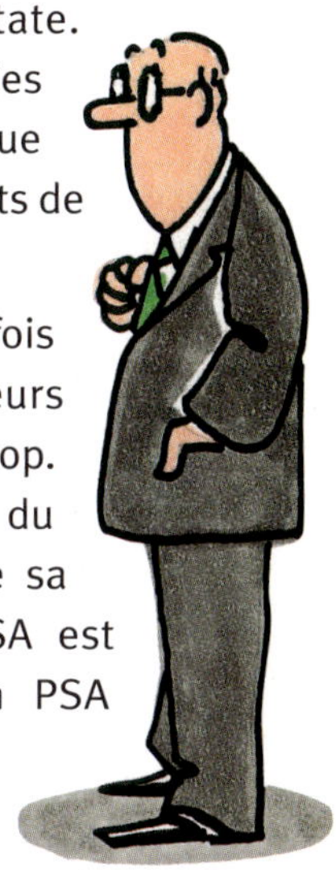

Troisième exemple : M. C se lève quatre fois par nuit pour uriner. Cela fait déjà plusieurs années que ça dure, mais ça ne le gêne pas trop. Depuis trois jours, il a constaté qu'il y avait du sang quand il urinait. L'urologue trouve que sa prostate est anormale et le dosage du PSA est anormal. M. C n'a jamais fait doser son PSA auparavant. L'urologue lui propose de faire des biopsies de sa prostate. Les résultats de la biopsie révèlent qu'il y a un cancer.

Quatrième exemple : M. D a 72 ans. Il a mal depuis quelques mois au bras droit, au milieu du bras entre l'épaule et le coude. Il a glissé dans l'escalier, s'est rattrapé avec son bras et le bras s'est cassé à l'endroit qui lui faisait mal. Les radios montrent que l'os s'est fracturé parce qu'il y a une métastase à ce niveau. Il faut examiner la prostate de M. D.

Les traitements du cancer de la prostate

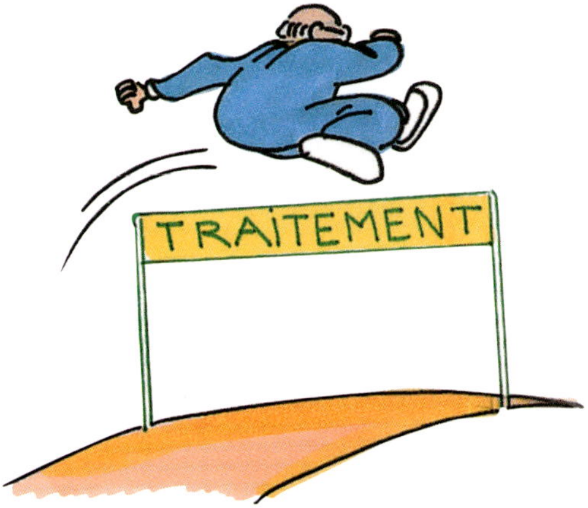

Il existe plusieurs façons de traiter le cancer de la prostate, car chaque cancer de la prostate est différent. Pour choisir le traitement qui convient le mieux, les médecins ont besoin de connaître les caractéristiques du cancer, c'est-à-dire sa gravité.

On cherche d'abord à savoir l'étendue du cancer et sa personnalité

Le médecin cherche à savoir :

• si le cancer est localisé uniquement dans la prostate ou s'il s'est étendu ;

• quelle est l'agressivité du cancer.

Comment savoir si le cancer est localisé ou non ?

Avec le TR, le médecin a déjà une idée précise de l'extension du cancer, mais pas toujours.

Le médecin doit savoir si les ganglions qui défendent la prostate sont cancéreux ou non. S'ils sont cancéreux, le cancer est étendu. Un ganglion cancéreux est une adénopathie (adéno = ganglion, pathie = malade).

L'examen qui permet de voir les ganglions est un scanner abdominal (c'est un scanner du ventre, autrement dit une radio).

Lorsque les ganglions sont cancéreux, on préfère ne pas vous opérer et l'on vous propose l'hormonothérapie *(voir en détail page 64)* ou l'hormonothérapie et des rayons.

Un autre examen est fait pour savoir si le cancer s'est étendu aux organes voisins, pour les médecins c'est l'extension locale du cancer. Cet examen est l'IRM.

Parfois, ces examens ne suffisent pas et il faut prélever les ganglions pour les analyser au microscope.

Les ganglions sont vérifiés par une opération avant de faire des rayons ou bien durant l'opération prévue pour enlever la prostate.

La vérification des ganglions s'appelle le curage ganglionnaire (curage = enlever). On enlève des ganglions pour les analyser au microscope.

L'examen qui permet de savoir s'il existe des métastases (en jargon une extension à distance) est la scintigraphie osseuse.

Cet examen consiste à injecter un produit radioactif (non dangereux) qui permet de voir les métastases. Parfois, les rhumatismes (arthrose) ou les cicatrices de fractures peuvent fausser les résultats. Par exemple, si vous avez un rhumatisme au genou, de l'épaule, de la hanche ou de la colonne vertébrale ou une ancienne fracture du bras, la scintigraphie peut croire qu'il y a des métastases alors que ce n'est pas vrai. Il faut alors passer une radio ou un scanner pour vérifier si la scintigraphie ne s'est pas trompée. Si c'est au genou, vous passerez un scanner ou une radio du genou, même chose si c'est la hanche.

Précision : dans leur jargon, les médecins parlent du bilan d'extension du cancer.

Le langage des médecins pour caractériser l'étendue du cancer

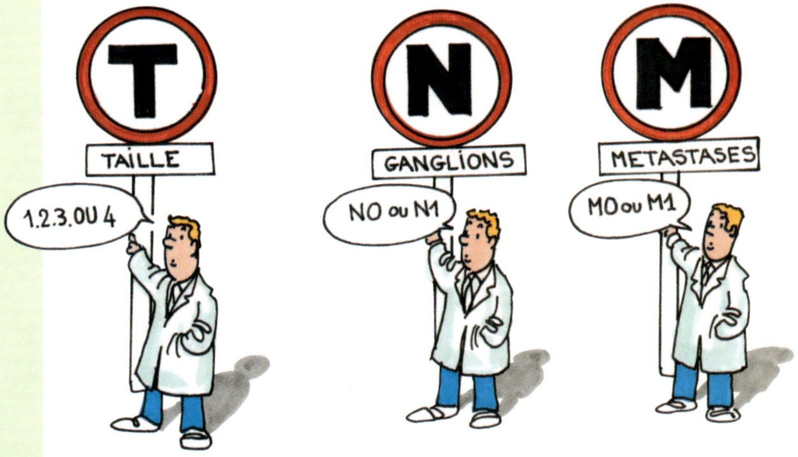

Pour caractériser l'étendue des cancers, les médecins utilisent un code qui comprend trois lettres : T, N et M. Ce code est utilisé dans tous les pays à travers le monde.

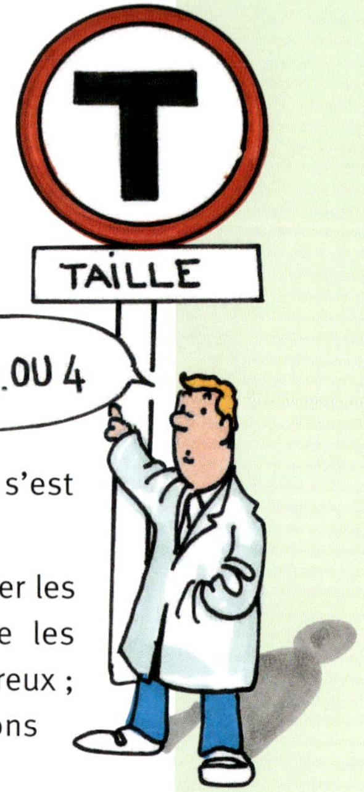

- La lettre **T** désigne la taille et l'étendue du cancer.

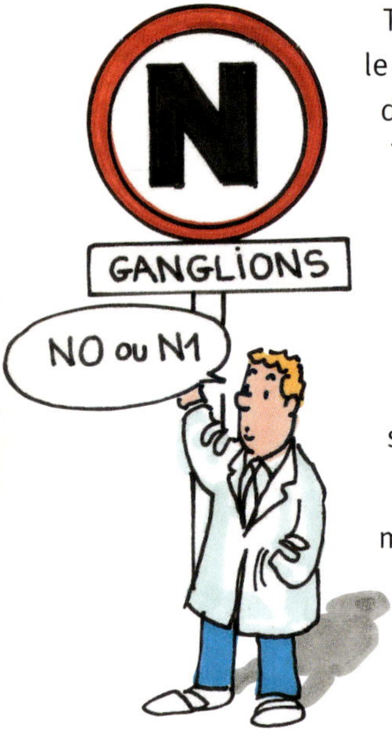

T1 et T2 signifient que le cancer est localisé dans la prostate ; T3 et T4 signifient que le cancer s'est étendu au-delà de la prostate.

- **N** est utilisé pour désigner les ganglions. N0 signifie que les ganglions ne sont pas cancéreux ; N1 signifie que les ganglions sont cancéreux.

- **M** est utilisé pour les métastases. M1 signifie qu'il existe des métastases et M0 signifie qu'il n'en existe pas.

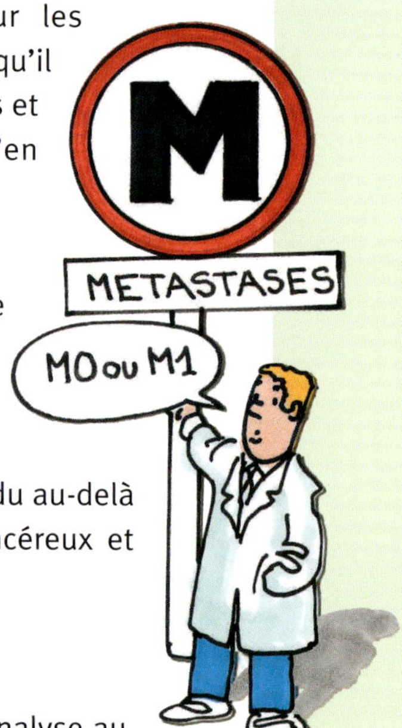

Voici des exemples :

T2 N0 M0 signifie que le cancer est localisé dans la prostate, que les ganglions ne sont pas cancéreux et qu'il n'existe pas de métastases.

T3 N1 M0 signifie que le cancer s'est étendu au-delà de la prostate, que les ganglions sont cancéreux et qu'il n'y a pas de métastases.

Quelle est l'agressivité du cancer ?

L'agressivité du cancer est connue par l'analyse au microscope de la biopsie.

Cette analyse aboutit à un chiffre, le score de Gleason. Le cancer est plus agressif si le score est de 7 ou plus *(nous vous en avons parlé page 29)*.

Précision

Qu'est-ce que les ganglions ?

Nous avons des ganglions dans tout notre corps, en jargon des ganglions lymphatiques. Ces ganglions font partie du système de défense de l'organisme. Par exemple, en cas d'angine, le médecin palpe, sous la mâchoire, les ganglions qui défendent la gorge et empêchent l'infection de progresser. Si ces ganglions réagissent à l'infection, ils sont gros et un peu douloureux. En cas de cancer, les ganglions capturent les cellules cancéreuses qui s'échappent de la tumeur, afin de les tuer. Ils y arrivent le plus souvent. Quand les ganglions sont débordés, ils sont envahis par les cellules cancéreuses. En jargon médical, les ganglions sont atteints, on dit aussi qu'il existe une atteinte ganglionnaire. Le cancer n'est pas localisé, il s'est étendu aux ganglions.

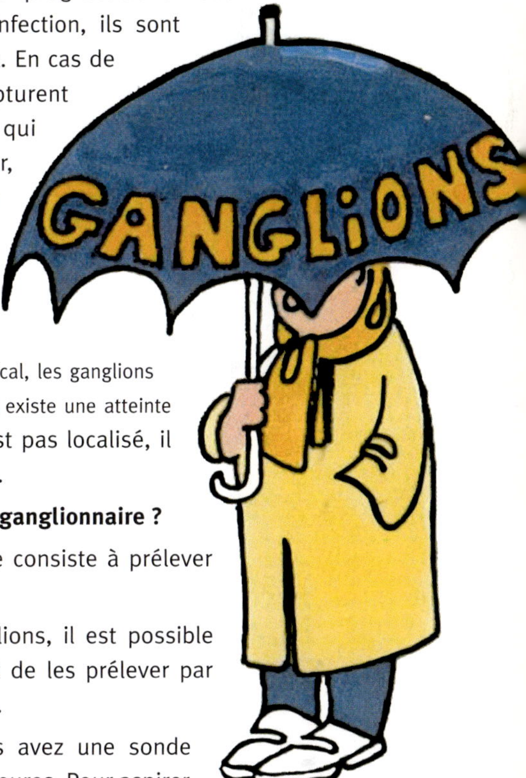

Qu'est-ce qu'un curage ganglionnaire ?

Le curage ganglionnaire consiste à prélever les ganglions.

Pour prélever les ganglions, il est possible soit d'ouvrir le ventre soit de les prélever par cœlioscopie *(voir page 47)*.

Après l'opération, vous avez une sonde dans la verge pendant 24 heures. Pour aspirer les sécrétions dues à l'opération, vous avez des tuyaux qui sortent du ventre, ce sont des drains de Redon.

Puis on vous propose un traitement

Quand le cancer est localisé dans la prostate, le médecin vous propose de choisir votre traitement.

Quand le cancer est localisé dans la prostate, le médecin vous propose de choisir votre traitement.

Les médecins que vous consultez doivent vous laisser le choix de votre traitement et vous informer des conséquences possibles de chaque traitement.

C'est difficile de choisir, même si le médecin vous a donné toutes les informations que vous souhaitez. De toute façon, il n'y a pas d'urgence, vous pouvez revoir plusieurs fois le médecin pour en discuter, prendre d'autres avis et après avoir mûrement réfléchi vous déciderez.

• **Le cancer est peu agressif** (score de Gleason jusqu'à 6), c'est la situation la plus fréquente.

Dans cette situation, il existe 3 traitements possibles du cancer de la prostate pour lesquels tous les spécialistes sont d'accord. Ce sont des traitements dits de référence.

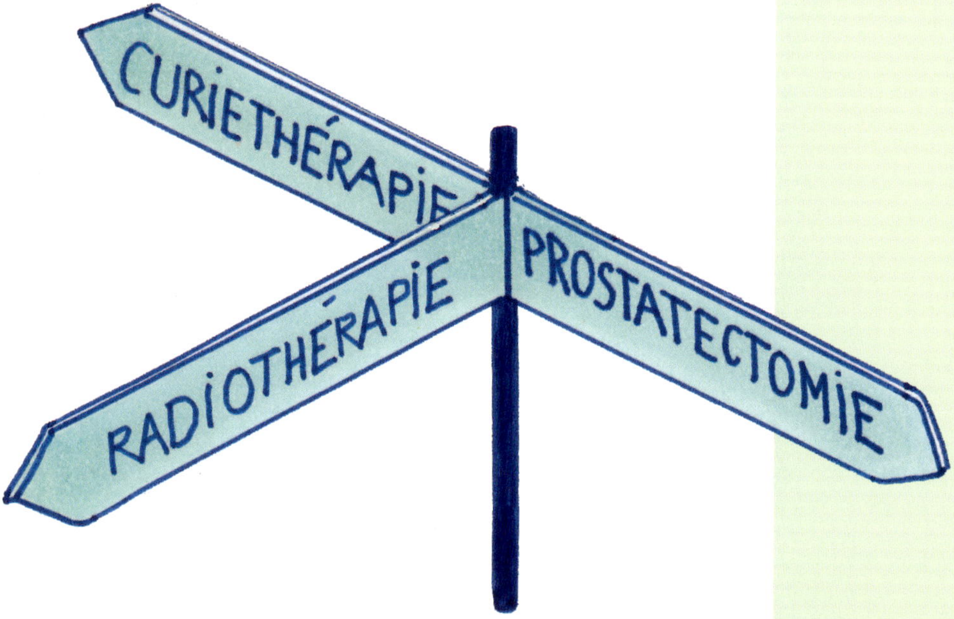

Il est possible :

- de vous opérer, c'est-à-dire d'enlever la prostate, c'est la prostatectomie radicale (ectomie = enlever) ;

- de vous faire des rayons, c'est la radiothérapie externe ;

- de vous implanter des grains radioactifs dans la prostate, c'est la curiethérapie.

• **Le cancer est localisé dans la prostate, mais il est plus agressif** (score de Gleason de 7 et au-dessus de 7) : le médecin vous demande de choisir entre l'opération et la radiothérapie externe.

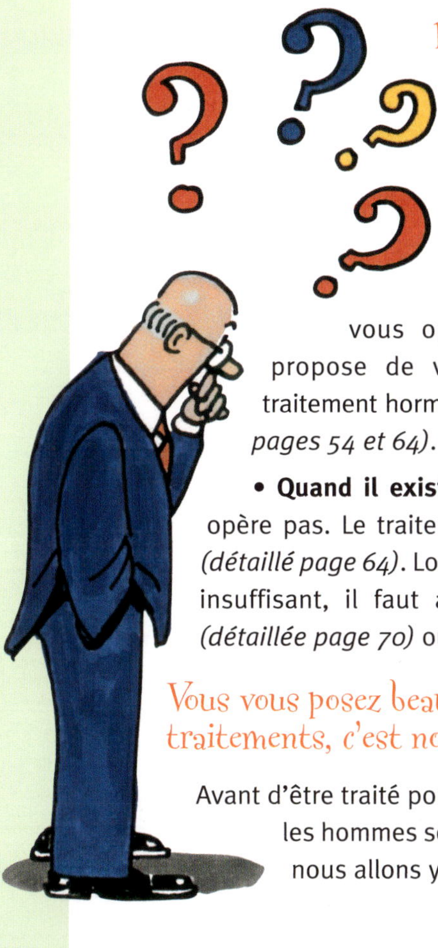

Dans certaines situations, le médecin ne vous demande pas de choisir votre traitement.

• **Le cancer s'est étendu (T3 ou T4) et il est plus agressif.**

Dans cette situation, on ne vous opérera quasiment jamais. On propose de vous faire des rayons et un traitement hormonal : hormonothérapie *(détaillé pages 54 et 64)*.

• **Quand il existe des métastases**, on ne vous opère pas. Le traitement est uniquement hormonal *(détaillé page 64)*. Lorsque le traitement hormonal est insuffisant, il faut alors faire une chimiothérapie *(détaillée page 70)* ou des rayons.

Vous vous posez beaucoup de questions sur les traitements, c'est normal.

Avant d'être traité pour un cancer de la prostate, tous les hommes se posent les mêmes questions et nous allons y répondre.

Vais-je être guéri, autrement dit, quelle est l'efficacité du traitement ?

Vais-je être impuissant ?

Vais-je être incontinent, c'est-à-dire avoir des fuites d'urine involontaires, une incontinence urinaire ?

Combien de temps dure l'hospitalisation ?

Quels sont les inconvénients possibles du traitement ?

Le médecin qui répond à ces questions ne peut pas dire ce qui se passera chez vous en particulier. Il ne peut que vous donner une estimation (un niveau de risque), c'est-à-dire des chiffres qui peuvent vous laisser perplexe.

Si l'on vous dit que, vous avez 8 chances sur 10 d'être guéri, c'est bien, mais ce qui vous importe c'est de savoir si vous, vous êtes parmi les huit qui vont guérir ou parmi les deux qui ne vont pas guérir. Honnêtement, personne ne connaît la réponse, mais vous savez que les chances de guérison sont importantes.

Les information nécessaires pour choisir le traitement

Avantages et inconvénients des 3 traitements de référence

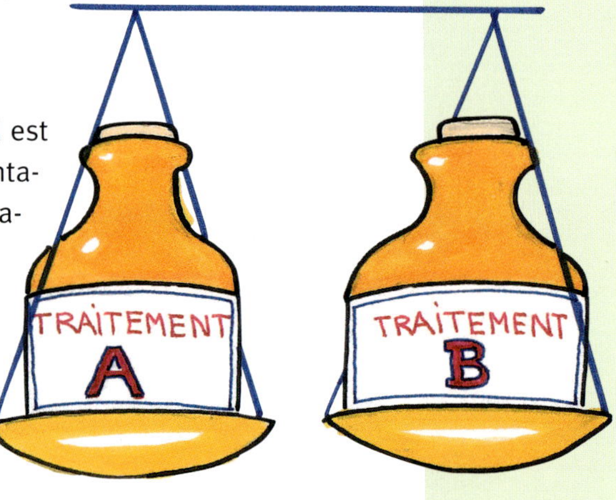

Pour choisir le traitement, il est important de connaître les avantages et les inconvénients de chacun des traitements proposés.

Les chances de guérison définitive sont importantes, elles sont de plus de 80 % pour la chirurgie et les rayons et la curiethérapie.

CERTAINS CHOISISSENT LES RAYONS PARCE QU'ILS ONT PEUR DE L'OPÉRATION, C'EST LEUR CHOIX ; D'AUTRES CHOISISSENT L'OPÉRATION S'ILS ONT PEUR DES RAYONS, C'EST UN AUTRE CHOIX. LES HOMMES, POUR QUI LE RISQUE D'IMPUISSANCE EST UN GROS PROBLÈME, CHOISIRONT PEUT-ÊTRE LA CURIETHÉRAPIE, LE TRAITEMENT LE MOINS RISQUÉ SUR CE PLAN.

Le risque d'être impuissant est important et identique avec les 3 traitements, la chirurgie, les rayons et la curiethérapie. Après le traitement, le risque d'être impuissant est d'au moins 50 % (plus d'un homme sur deux).

Les fuites d'urine (incontinence urinaire) sont assez rares et généralement peu graves.

Après l'opération, 9 fois sur 10 il n'y a pas de fuites, seul 1 homme sur 10 s'en plaint.

Après la radiothérapie, le risque d'avoir des fuites d'urine est plus faible.

Les autres inconvénients possibles : les rayons peuvent endommager la fin de l'intestin (le rectum), en jargon médical, c'est une rectite. Celle-ci peut entraîner une gêne plus ou moins importante pour aller à la selle. Ce problème est rare, 90 % des hommes traités par les rayons ou la curiethérapie n'en souffrent pas, mais un peu moins d'1 homme sur 10 s'en plaint.

Combien de temps dure l'hospitalisation ?

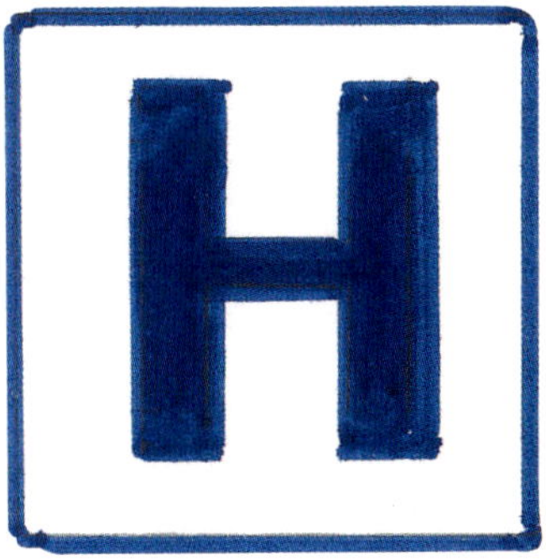

- **Opération** : vous restez à l'hôpital pendant 5 à 10 jours après l'opération chirurgicale. Si vous travaillez, vous aurez ensuite 1 mois d'arrêt de travail.

- **Les rayons** : vous n'êtes pas hospitalisé pour la radiothérapie. Les séances de rayons durent pendant environ 2 mois. Il faut se rendre 5 fois par semaine à l'hôpital. Si vous travaillez, vous pouvez continuer à le faire.

- **La curiethérapie** : pour la curiethérapie, il faut être hospitalisé pendant 3 jours environ. Un arrêt de travail de 10 jours est ensuite nécessaire.

Peut-on aussi attendre sans rien faire ?

Si vous avez un cancer de la prostate, et si l'on ne vous traite pas, il est certain que le cancer risque d'évoluer.

À la rigueur, si le cancer est petit et peu agressif et si vous n'êtes plus tout jeune, on peut vous proposer de retarder le traitement, en vous surveillant régulièrement. Si le cancer évolue, il sera toujours temps de vous traiter. Cette façon de procéder n'est pas courante, car le risque d'évolution du cancer est réel.

Avec un peu de bon sens, il est facile de comprendre que plus le cancer est traité tôt, plus on a de chances de guérir.

En fin de compte, vous êtes maître de votre destin et vous êtes libre d'opter pour cette solution d'attente. Dans ce cas, il faut faire régulièrement des examens pour savoir si le cancer évolue ou non. Cette situation est souvent angoissante, stressante. Si vous avez une soixantaine d'années, le cancer risque de vous ficher la paix pendant un moment, mais il risque aussi de vous gâcher la vie ensuite.

Prenez du temps pour réfléchir

Comment se faire une opinion, comment se décider si vous avez le choix entre l'opération et les rayons ? C'est difficile. Discutez avec votre médecin, surtout prenez plusieurs avis, celui du chirurgien et celui du radiothérapeute. Vous avez du temps pour prendre votre décision, une chose est sûre, il n'y a pas le feu.

Entre le moment où le cancer est détecté et le début du traitement, il peut se passer 1 à 2 mois. Vous pouvez aussi décider pour des raisons personnelles de différer le traitement de quelques mois. Que devient le cancer durant cette période ? Le cancer de la prostate est un cancer lent, et le plus souvent, il ne se passera rien de plus. Mais si vous êtes inquiet, le médecin peut vous proposer des médicaments pour bloquer le

Si vous avez un cancer de la prostate, et si l'on ne vous traite pas, il est certain que le cancer risque d'évoluer.

Prenez du temps pour réfléchir.

Le médecin peut vous proposer des médicaments qui bloquent le cancer, le temps de réfléchir pour décider et de vous organiser, pendant 1 ou 2 mois.

PASSÉ L'ÂGE DE 75 ANS, SI LE CANCER EST PETIT ET PEU AGRESSIF, ON PEUT ATTENDRE SANS RIEN FAIRE.

cancer jusqu'au début du traitement. Ces médicaments sont des antiandrogènes *(détaillés page 66)*.

Exception

Passé l'âge de 75 ans, si le cancer est petit et peu agressif, on peut attendre sans rien faire.

D'autres traitements ne font pas l'unanimité

Il existe deux traitements qui ne font pas l'unanimité des spécialistes. Le premier consiste à chauffer (brûler) la prostate avec des ultrasons : c'est l'Ablatherm. Le second consiste à geler la prostate pour détruire les cellules cancéreuses : c'est la cryochirurgie (cryo = froid).

Ces deux méthodes de traitement sont moins efficaces que les trois traitements de référence. Elles n'évitent ni les problèmes de fuite ni les problèmes d'érection après le traitement. Elles sont très peu utilisées en France.

ON VA VOUS OPÉRER

EN JARGON MÉDICAL, L'OPÉRATION DU CANCER DE LA PROSTATE S'APPELLE UNE PROSTATECTOMIE RADICALE.

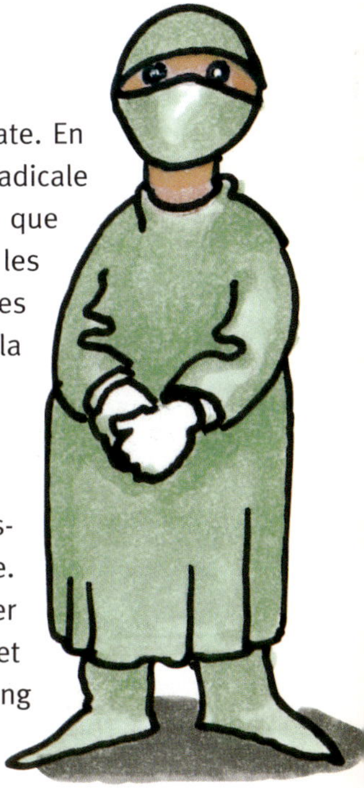

L'opération consiste à enlever la prostate. En jargon médical, c'est une prostatectomie radicale (ectomie veut dire enlever). Radicale veut dire que toute la prostate est enlevée ainsi que les vésicules séminales (les vésicules séminales sont comme des petits sacs accolés à la prostate qui stockent le sperme).

Avant l'opération

Vous allez consulter un médecin anesthésiste. Cette consultation est obligatoire. Ce médecin va vous examiner, vous poser plein de questions sur votre santé passée et actuelle, vous demander des analyses de sang ou d'autres examens si besoin, afin de savoir si vous pouvez supporter l'opération. Parfois, l'opération doit être retardée en attendant les résultats de certains examens, du cœur ou du poumon par exemple.

L'anesthésiste décide aussi du type d'anesthésie que vous allez avoir. Deux possibilités. Vous pouvez être endormi, c'est une anesthésie générale. Il est également possible de rendre insensible la partie opérée (le bas du ventre) avec une piqûre dans le dos, c'est une anesthésie péridurale ou une rachianesthésie (rachi = colonne vertébrale). Dans ce cas, vous ne dormez pas.

Conseil : pour la consultation avec l'anesthésiste, apportez avec vous la liste de tous les médicaments que vous prenez (pensez-y à l'avance).

Attention ! L'aspirine est un médicament, les gouttes dans le nez ou les yeux, les sirops sont aussi des médicaments.

Enfin, n'oubliez pas de signaler les médicaments que vous achetez sans ordonnance. Si vous prenez de l'aspirine, il est nécessaire de l'arrêter 10 jours avant l'opération.

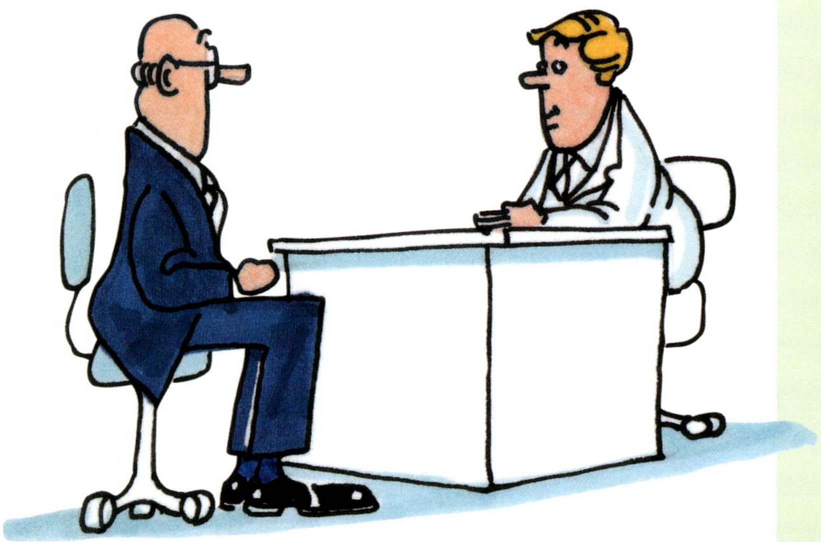

L'arrivée à l'hôpital

Vous arrivez la veille de l'opération à l'hôpital. La veille de l'opération, il ne se passe rien. Beaucoup se demandent pourquoi venir la veille si l'on ne vous fait rien. Cela est nécessaire pour que votre dossier soit vérifié, pour être sûr que vous êtes bien à jeun le matin de l'opération, bref pour être opéré dans les meilleures conditions, par exemple, ne pas avoir à faire des kilomètres en voiture juste avant d'être opéré.

Le jour de l'opération

Un peu avant d'être opéré, en général dans l'heure qui précède, vous recevez un comprimé pour vous relaxer. Ce moment est la prémédication. Le comprimé relaxant est un tranquillisant encore appelé anxiolytique (anxio = inquiétude et lytique = pour supprimer).

Vous êtes ensuite conduit au bloc opératoire (la salle d'opération). Il se peut que vous attendiez alors un peu. Vous voyez l'anesthésiste qui va vous endormir ou vous faire une piqûre dans le dos pour l'anesthésie.

Comment se passe l'opération

Il y a deux méthodes d'opération possibles. Les deux façons d'opérer étant équivalentes, le chirurgien vous propose la méthode qu'il préfère.

La méthode la plus ancienne et la plus répandue consiste à ouvrir la peau en dessous du nombril au milieu du ventre. En jargon, c'est une chirurgie à ciel ouvert (le ventre est ouvert vers le ciel). Elle dure 1 h 30 à 2 heures.

L'autre façon d'opérer est plus récente et moins répandue. C'est la chirurgie laparoscopique ou cœlioscopique ou vidéochirurgie – les médecins la désignent par un diminutif et parlent de cœlio (prononcez célio, ce mot signifie ventre).

Cette opération consiste à faire plusieurs petites incisions sur le ventre pour introduire une caméra et des instruments miniaturisés. L'opération dure plus longtemps par cette méthode.

L'opération est la même, quelle que soit la façon d'opérer. Le chirurgien enlève la prostate et les vésicules séminales puis raccorde la tuyauterie (pour être précis, il recoud l'urètre à la vessie). Le chirurgien enlève aussi les ganglions lymphatiques qui entourent la prostate pour les faire analyser au microscope.

L'analyse des ganglions pendant l'opération est appelée examen extemporané.

Après l'opération

Les suites de l'opération sont les mêmes pour les deux façons d'opérer.

Lorsque vous vous réveillez, vous constatez que vous avez un tuyau dans la verge (c'est une sonde urinaire). Vous avez également deux tuyaux qui sortent de chaque côté du pansement. En termes techniques, ce sont des drains de Redon. Ils servent à nettoyer (drainer) l'endroit où a eu lieu l'opération. Ces drains

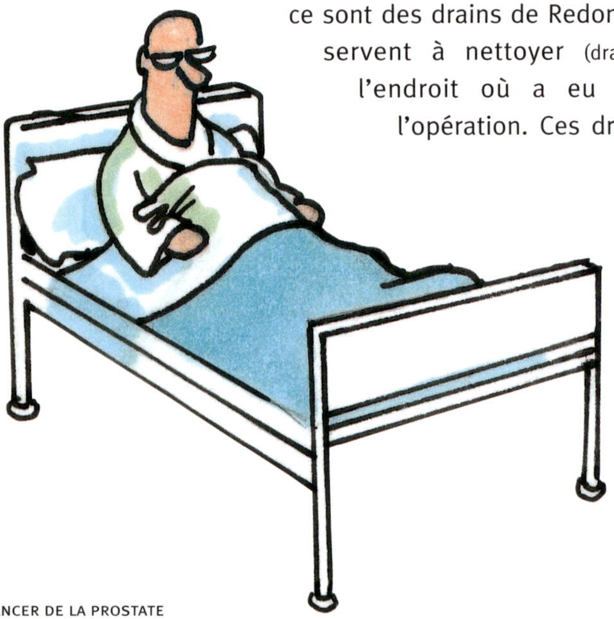

APRÈS L'OPÉRATION, LA SONDE EST GARDÉE EN MOYENNE 5 JOURS.

aspirent le sang et le liquide qui suintent normalement après l'opération durant la cicatrisation.

La sonde est gardée en moyenne 5 jours.

Très rarement, quand l'opération a été difficile, avant d'enlever la sonde urinaire, on vérifie par un examen non douloureux que les coutures tiennent bien, c'est-à-dire qu'il n'y a pas de fuite. Cet examen qui est une radio, porte le nom compliqué de cystographie rétrograde (cysto = vessie et graphie = image). Rétrograde veut dire que l'on injecte par la sonde un produit qui permet de voir la vessie et la tuyauterie.

SE PRÉPARER À L'OPÉRATION POUR DIMINUER LES PROBLÈMES DE FUITES

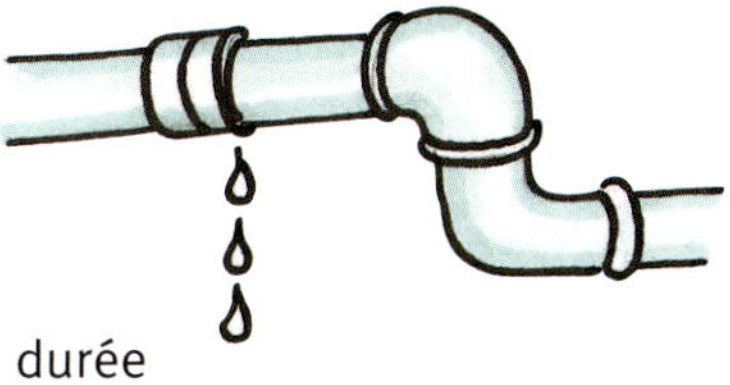

Après l'opération, vous pouvez avoir des fuites d'urine pendant quelque temps. Ces fuites sont souvent gênantes.

Il est possible de réduire la durée des fuites en se préparant avant l'opération. Cette préparation (rééducation périnéale), est faite avec l'aide d'un kinésithérapeute spécialisé.

Les MOTS MÉDICAUX

PÉRINÉALE PROVIENT DU MOT PÉRINÉE. LE PÉRINÉE EST FORMÉ PAR LES MUSCLES DU BAS DU VENTRE QUI EMPÊCHENT LES ORGANES DU VENTRE (DES HOMMES ET DES FEMMES) DE TOMBER PLUS BAS. NOUS UTILISONS TOUS LES MUSCLES DE NOTRE PÉRINÉE SANS LE SAVOIR, QUAND NOUS URINONS, QUAND NOUS ALLONS À LA SELLE ET AUSSI LORS DE L'ORGASME. LES FEMMES QUI ONT UNE « DESCENTE D'ORGANES » ONT UNE FAIBLESSE DES MUSCLES DU PÉRINÉE.

RÉÉDUCATION PÉRINÉALE SIGNIFIE QUE LE KINÉSITHÉRAPEUTE VA VOUS ÉDUQUER À PRENDRE CONSCIENCE DU FONCTIONNEMENT DES MUSCLES DE VOTRE PÉRINÉE.

Des séances de musculation particulières

Le kiné spécialisé vous explique que nous avons tous un muscle particulier qui permet de contrôler le fait d'uriner ou de se retenir. Ce muscle, qui s'appelle le sphincter strié de l'urètre, se trouve à la sortie de la vessie. Comme pour tous les muscles, on peut le rendre plus fort en s'entraînant à le contracter : grâce à cet entraînement, vous allez apprendre à muscler votre sphincter. Vous saurez mieux vous retenir et les fuites disparaîtront plus vite.

Mieux se connaître pour savoir se retenir

Si l'on vous demande de serrer le poing, vous savez le faire. Mais si l'on vous demande de serrer votre sphincter, vous ne savez bien sûr pas le faire, car vous n'avez pas conscience de ce muscle. Pourtant, vous vous en servez sans le savoir : quand vous urinez, vous le relâchez et quand vous voulez vous retenir, vous le contractez.

Le kiné va vous faire prendre conscience de ce muscle : il va vous apprendre à le contracter et à le relâcher aussi facilement que vous savez serrer le poing. En quelque temps, par ce travail musculaire, votre sphincter devient plus fort. Bref, on peut dire que la rééducation fonctionnelle est une musculation particulière, qui permet de se retenir et d'éviter les fuites.

Une préparation pour tous

Cette préparation devrait être proposée à tous ceux dont la prostate va être enlevée (prostatectomie radicale), mais actuellement elle n'est encore proposée que bien trop rarement.

Pourtant, rencontrer le kinésithérapeute spécialisé ne sert pas uniquement à apprendre à muscler votre sphincter. C'est une préparation psychologique avant l'opération. Vous allez pouvoir poser au kiné toutes les questions que vous vous voulez.

Nous avons tous un muscle particulier qui permet de contrôler le fait d'uriner ou de se retenir. Ce muscle, qui s'appelle le sphincter strié de l'urètre, se trouve à la sortie de la vessie.

Petite leçon d'anatomie simplifiée

La vessie est une poche qui recueille l'urine provenant des reins. Quand la vessie est pleine, vous ressentez le besoin d'uriner. Le tuyau qui amène l'urine depuis la vessie jusque dehors est l'urètre. Juste à la sortie de la vessie, il existe un muscle : le sphincter strié de l'urètre. Sans le savoir, vous le contractez quand vous avez envie d'uriner pour éviter les fuites et vous le relâchez pour uriner. En quelque sorte, le sphincter est un robinet que vous ouvrez et fermez automatiquement sans y penser.

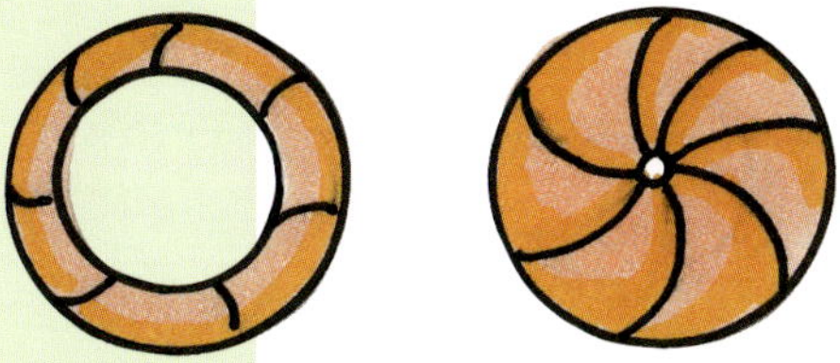

Quand vous avez gonflé un ballon, vous pincez l'extrémité du ballon avec vos doigts pour éviter que l'air ne s'échappe. Grosso modo, le sphincter strié de l'urètre fait la même chose pour empêcher l'urine de fuir quand vous avez envie d'uriner.

LES FUITES NE SONT PAS TRÈS IMPORTANTES, MAIS ELLES SONT GÊNANTES. ELLES SE PRODUISENT SI VOUS FAITES UN EFFORT AVEC VOS ABDOMINAUX, PAR EXEMPLE QUAND VOUS VOUS LEVEZ D'UNE CHAISE, QUAND VOUS SORTEZ DE VOTRE VOITURE, QUAND VOUS TOUSSEZ, QUAND VOUS RIEZ OU ENCORE QUAND VOUS JARDINEZ.

Pourquoi y a-t-il des fuites ?

Après l'opération, vous avez une sonde urinaire. Vous ne vous occupez de rien, c'est la sonde qui s'occupe de tout. Le sphincter est grand ouvert par la sonde, il est au repos.

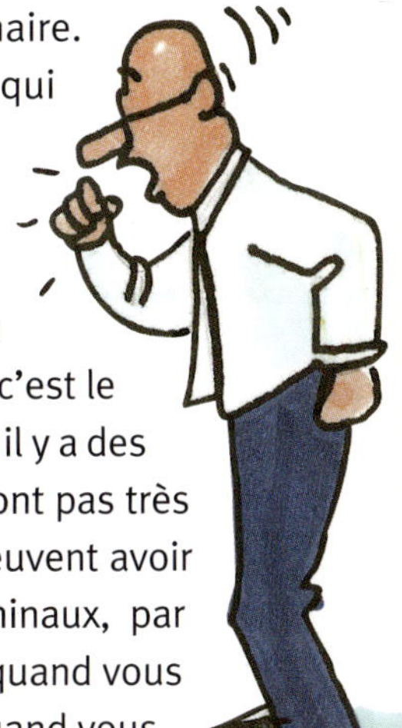

Au sixième jour, la sonde urinaire est enlevée, c'est à vous de reprendre les choses en main. Soit le sphincter fonctionne de nouveau, c'est le cas 8 fois sur 10, soit il continue ses vacances et il y a des fuites (c'est une incontinence urinaire). Ces fuites ne sont pas très importantes, mais elles sont gênantes. Elles peuvent avoir lieu si vous faites un effort avec vos abdominaux, par exemple quand vous vous levez d'une chaise, quand vous sortez de votre voiture, quand vous toussez, quand vous riez ou encore quand vous jardinez. En cas de fuites, vous avez besoin de remettre le sphincter au travail.

Pour que tout se passe le mieux possible, on vous demande, pendant 3 mois après l'opération, de ne pas faire d'effort avec vos abdominaux, pour ne pas détendre la cicatrice. On vous demande surtout de ne pas porter de charge, car à chaque fois que vous faites travailler vos abdominaux, vous fragilisez la cicatrice.

Comment contrôler les fuites ?

Pour apprendre à contrôler le sphincter, l'urologue vous a prescrit des séances de rééducation avant l'opération. En général 5 séances. Il vous a également prescrit une sonde de rééducation.

À quoi sert cette sonde de rééducation ? Cette sonde est introduite dans l'anus, c'est un capteur de contraction. Elle est reliée à un écran, ce qui vous permet de voir ce que vous faites. À chaque fois que vous contractez correctement votre sphincter, vous le voyez sur l'écran. L'écran vous indique aussi la force avec laquelle vous contractez le muscle. Vous prenez ainsi conscience de ce qu'il faut faire pour contracter et relâcher votre sphincter. Cette technique est appelée bio feed-back.

Comment contracter votre sphincter ?

C'est en fait très simple. Il s'agit de serrer les fesses comme pour retenir un gaz que vous ne voulez pas laisser échapper. Quand vous serrez les fesses, vous contractez un muscle de l'anus (le sphincter strié de l'anus). Or le sphincter de l'anus et le sphincter de l'urètre fonctionnent ensemble. Faire travailler l'un, c'est aider l'autre à travailler.

Quand vous avez bien pris conscience du fonctionnement du sphincter strié de l'urètre avec la sonde, vous allez pouvoir le

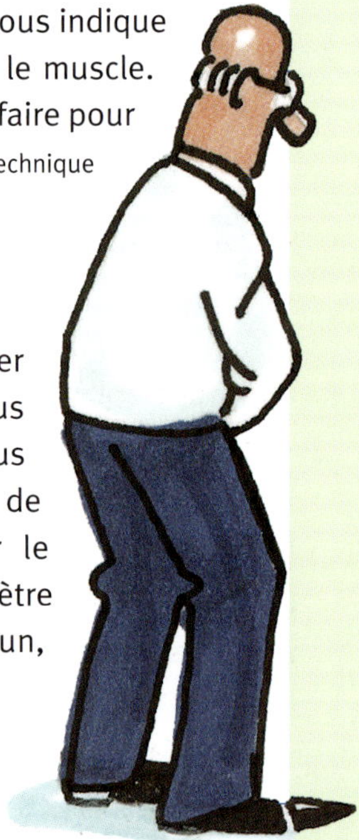

POUR CONTRACTER VOTRE SPHINCTER C'EST TRÈS SIMPLE. IL S'AGIT DE SERRER LES FESSES COMME POUR RETENIR UN GAZ QUE VOUS NE VOULEZ PAS LAISSER ÉCHAPPER.

Quand vous savez contracter et relâcher votre sphincter, le kiné vous demande de faire des exercices de contraction-relaxation, vous-même, plusieurs fois par jour.

muscler sans la sonde, pour en faire un sphincter de compétition avant l'opération.

Des exercices de contraction à faire soi-même

Maintenant que vous avez appris à contracter et à relâcher le sphincter, le kiné vous demande de faire des exercices de contraction-relaxation, vous-même, plusieurs fois par jour. Il vous demande de faire ces exercices dans la vie courante, quel que soit le moment, pour que l'exercice devienne un automatisme antifuite. Il vous demande surtout de ne pas arrêter vos activités pour faire vos exercices. En pratiquant de la sorte, vous n'avez pas besoin de vous isoler et personne ne remarque ce que vous êtes en train de faire.

Faites ces exercices autant de fois que vous le pouvez. Au début, commencez par deux contractions et augmentez petit à petit, jusqu'à 4 à 5 contractions de suite.

Pour bien muscler votre sphincter, chaque contraction doit durer 5 secondes. Ensuite, laissez reposer votre muscle, car il se fatigue très vite.

Petit à petit, vous y arrivez de mieux en mieux, le muscle devient endurant.

Au début, commencez par 2 contractions et augmentez petit à petit, jusqu'à 4 à 5 contractions de suite. Pour bien muscler votre sphincter, chaque contraction doit durer 5 secondes.

Vous retournez chez le kiné qui va constater votre progression. En 5 séances, vous avez redonné un coup de neuf à votre sphincter. Continuez vos exercices jusqu'à la veille de l'opération.

La rééducation est-elle efficace ?

Oui, la rééducation est efficace. Si jamais vous avez des fuites après l'opération, elles disparaîtront plus vite si vous avez musclé votre sphincter avant d'être opéré.

Après l'opération, la rééducation est également efficace, si vous n'avez pas musclé votre sphincter avant. Les fuites mettent alors plus de temps à disparaître.

VOUS ALLEZ AVOIR DES RAYONS

Le traitement par les rayons ou radiothérapie

Qu'est-ce que la radiothérapie ?

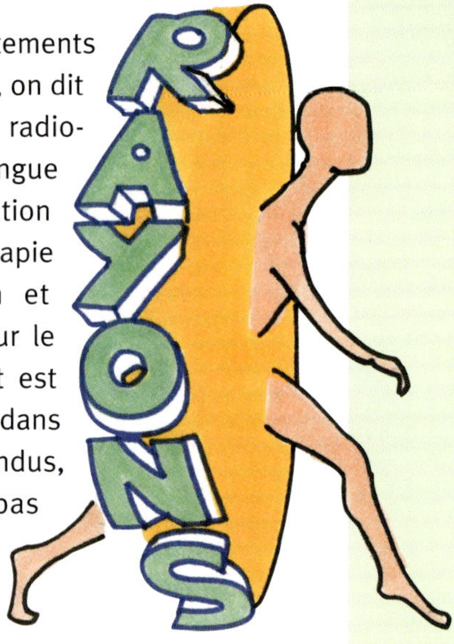

La radiothérapie est un des traitements des cancers. Dans le langage courant, on dit faire des rayons pour désigner la radiothérapie (terme médical). Dans la langue des médecins, c'est faire une irradiation d'une tumeur ou l'irradier (radiothérapie vient de radio qui signifie rayon et thérapie qui signifie traitement). Pour le cancer de la prostate, ce traitement est proposé soit à la place de l'opération dans certains cancers localisés ou peu étendus, soit lorsque l'opération n'est pas possible. Le spécialiste des rayons est le radiothérapeute (radio = rayon et thérapeute = celui qui soigne).

Les rayons, c'est quoi ?

Ce sont des rayons X, les mêmes que ceux qui sont utilisés pour faire des radios, mais beaucoup plus puissants (1 000 fois plus puissants). C'est de la lumière invisible. Les rayons sont dirigés très précisément sur la prostate. Quand ils atteignent leur but, ils détruisent ce qu'ils touchent et les cellules atteintes par les rayons meurent.

Y a-t-il plusieurs façons de faire des rayons ?

Il existe deux façons de faire des rayons.

La première consiste à envoyer (délivrer) des rayons à partir d'une machine, en jargon médical, c'est la radiothérapie externe (les rayons proviennent de l'extérieur).

La seconde consiste à déposer dans la prostate des grains de matière radioactive (des implants radioactifs) qui émettent des rayons. Cette façon de traiter par les rayons s'appelle la curiethérapie ou brachythérapie.

LA RADIOTHÉRAPIE EXTERNE

Pour les curieux

Curiethérapie vient de curie, en souvenir de Pierre et Marie Curie, les deux physiciens français, qui ont été parmi les premiers à étudier la radioactivité.

Les Américains (chauvins !) préfèrent employer le terme de brachythérapie à celui de curiethérapie. Brachythérapie vient de brachy qui signifie court, car le chemin fait par les rayons émis par les grains radioactifs est très court. Ils restent ainsi dans l'organe à traiter et ne diffusent pas ailleurs dans le corps.

CHAQUE PERSONNE REÇOIT UNE RADIOTHÉRAPIE SUR MESURE. IL N'Y A PAS DE TRAITEMENT STANDARD.

Comment cela se passe ?

Les rayons ne commencent qu'après plusieurs séances obligatoires de réglages très précis.

Il n'y a pas de traitement standard. Chaque personne reçoit le traitement sur mesure.

Avant la première séance de rayons, il y a plusieurs séances préparatoires. Voici les différentes étapes à franchir avant que les rayons ne commencent vraiment.

Première étape : la consultation avec le radiothérapeute

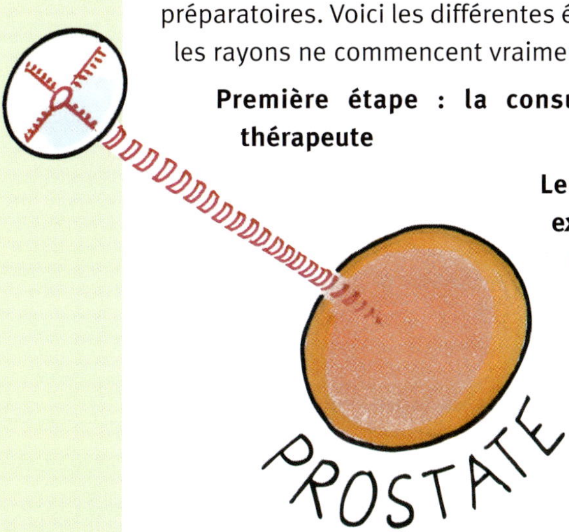

Le radiothérapeute vous explique ce qu'est la radiothérapie et ce qu'elle peut vous apporter. On vous remet en général des brochures d'information, pour vous aider à mieux comprendre ce qui va se passer.

Deuxième étape : vous passez un scanner

Ce scanner est appelé scanner de repérage ou scanner de simulation ou scanner à visée dosimétrique. Il sert à savoir où le radiothérapeute et son équipe doivent précisément diriger les rayons, la prostate étant, bien sûr, la cible à atteindre.

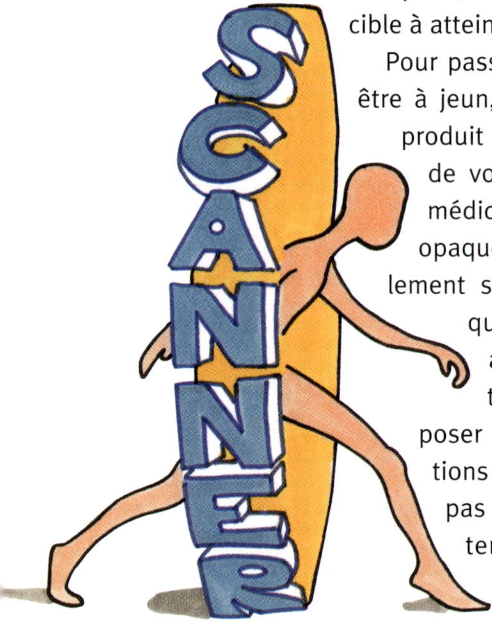

Pour passer ce scanner, vous devez être à jeun, car on vous injectera un produit dans les veines qui permet de voir votre vessie. En jargon médical, c'est un produit radio-opaque. Parfois, on vous fait également signer un document expliquant l'examen que vous allez passer. Lisez-le attentivement et n'hésitez pas à poser des questions (les explications de ce document ne sont pas simples !). Pour que le traitement soit le plus précis possible, les images sont ensuite analysées très finement. Cela prend plusieurs jours.

Ne soyez pas étonné si on vous fait trois petits tatouages (gros comme un grain de riz) sur la peau ; c'est normal, ce sont des points de repère : un point sur le ventre et deux sur les côtés. Si vous vous sentez inconfortable au moment de cette étape, n'hésitez pas à le signaler, car après cette séance, la position choisie sera celle que vous aurez durant toutes les autres séances. On ne pourra plus ensuite vous changer de position.

Troisième étape : vous passez des radios de contrôle

Cette étape sert à ajuster à votre corps les résultats de la seconde étape.

Le radiothérapeute vérifie que tous les voyants sont au vert (un peu comme un avion avant le décollage) pour que les séances de rayons puissent commencer effectivement.

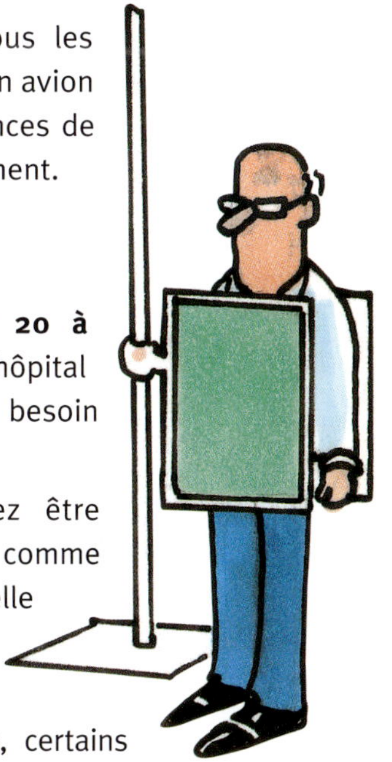

Puis les séances commencent

Les séances de rayons durent 20 à 30 minutes. Vous vous rendez à l'hôpital 5 fois par semaine. Vous n'avez pas besoin d'être à jeun.

Durant les séances, vous devez être totalement immobile (c'est un peu comme lorsque l'on prend une photo pour qu'elle ne soit pas floue).

Précision : recevoir des rayons ne vous rend pas radioactif, rien à craindre pour votre entourage !

Pour vous aider à ne pas bouger le bassin, on utilise différents systèmes, certains d'entre eux maintiennent les hanches.

Lors de chaque séance, on vous remet toujours dans la même position. Un système de laser rouge permet de trouver la position exacte où vous devez vous trouver, cela prend quelques minutes. Puis, on vous laisse seul dans la pièce. Une caméra et un micro vous permettent d'être en relation avec l'extérieur. Si quelque chose ne va pas, vous pouvez ainsi le faire savoir.

Vous êtes allongé sur une table généralement sur le dos ou plus rarement, sur le ventre.

Les rayons ne font aucun bruit, ils sont invisibles et vous ne ressentez rien durant la séance. Au-dessus de vous, une machine vitrée se déplace régulièrement et vous entendez le bruit de son déplacement. C'est elle qui envoie les rayons.

À la fin de la séance, vous pouvez vaquer à vos occupations, manger et boire ce que vous voulez. Notez, que si vous prenez une ambulance, un véhicule sanitaire léger (VSL en langage administratif) ou un taxi, vous êtes totalement remboursé par la Sécurité sociale.

Ensuite, une fois par semaine, de nouvelles vérifications de repérage ont lieu.

Idéalement, vous voyez le radiothérapeute une fois par semaine, pour savoir si vous supportez votre traitement et pour que vous lui posiez toutes les questions que vous souhaitez. Si tout va bien, il se peut que vous le voyiez moins souvent.

Les rayons sont-ils dangereux ?

On ne peut pas dire que les rayons sont dangereux. Le traitement par les rayons est aujourd'hui parfaitement maîtrisé. Mais, comme tous les traitements, ils peuvent avoir des effets gênants (on parle d'effets indésirables ou d'effets secondaires).

On ne peut pas dire que les rayons sont dangereux. Le traitement par les rayons est aujourd'hui parfaitement maîtrisé.

Les rayons sont-ils fatigants ?

Non, ce sont les allers-retours à l'hôpital qui sont fatigants, pas les rayons.

Les rayons sur la prostate donnent-ils envie de vomir ?

Non, pas du tout, pas plus qu'ils ne coupent l'appétit.

Quels sont les inconvénients des rayons durant le traitement ?

Les inconvénients du traitement sont passagers. Ils disparaissent tous, deux à trois semaines après la fin des séances.

Durant le traitement, les rayons peuvent entraîner des brûlures en urinant et des envies plus fréquentes d'uriner.

Certains sont gênés pour uriner avant les rayons, car leur prostate est trop grosse (c'est un adénome prostatique). Avec les rayons, cette gêne peut augmenter, mais des médicaments améliorent la situation.

Si vous êtes obligé de pousser pour uriner, c'est la prostate qui gêne. Les médicaments de la famille des alpha-bloquants peuvent vous soulager. Ils relaxent la prostate. Les alpha-bloquants les plus souvent utilisés portent les noms suivants : Josir, Omix, Xatral, Zoxan.

Si vous êtes obligé d'uriner très souvent ou si vous avez du mal à vous retenir, les médicaments qui peuvent vous soulager sont de la famille des anticholinergiques. Ils relaxent la vessie. Les plus souvent utilisés portent les noms suivants : Céris, Dérusitol, Ditropan, Vésicare *(nous vous en parlons page 106)*.

Parfois, si vous devez pousser pour uriner et que vous avez du mal à vous retenir, il faudra prendre un médicament de chaque famille.

Enfin, si votre gêne continue malgré les médicaments, il faudra peut-être vous opérer. Cette opération, faite par les voies naturelles, est la résection transurétrale prostatique ou RTUP *(détaillée page 109)*.

Les rayons peuvent également faire apparaître temporairement des hémorroïdes que l'on peut soulager avec des médicaments et des pommades.

Rarement, les rayons entraînent de la diarrhée. Elle disparaît avec des médicaments.

Y a-t-il des inconvénients longtemps après le traitement ?

Un à deux ans après le traitement, des effets gênants peuvent apparaître. En jargon, ce sont des effets indésirables tardifs.

Parfois, l'intestin reçoit trop de rayons. La partie de l'intestin qui se trouve derrière la prostate est le rectum et il est exposé aux rayons. L'intestin est alors plus fragile (c'est une rectite radique, autrement dit, une inflammation du rectum due aux rayons).

Fragile, le rectum peut saigner, sans que vous ayez mal et en allant à la selle, vous vous apercevez qu'il y a du sang.

Les saignements sont plus ou moins fréquents ; pour certains ils ont lieu tous les jours, pour d'autres une fois par semaine ou beaucoup plus rarement. En général, ce n'est pas grave, mais ennuyeux, car cela peut durer plusieurs années avant que l'intestin ne soit définitivement cicatrisé. Pour arrêter les saignements, on utilise des médicaments à injecter dans l'anus avec une sorte de seringue durant plusieurs semaines. Si les saignements ne s'arrêtent pas, on peut vous proposer quelques séances de laser. Cette méthode est délicate et n'est pas anodine. Elle ne doit être utilisée que dans les cas les plus graves.

Assez rarement, c'est la vessie qui a pris trop de rayons. La vessie se trouve juste au-dessus de la prostate et de ce fait, elle peut être exposée aux rayons. En jargon médical, c'est une cystite radique, autrement dit, une inflammation de la vessie due aux rayons. La vessie est fragile et saigne. Dans ce cas, vous urinez du sang (c'est une hématurie ; héma = sang et urie = urine). Le plus souvent ce n'est pas grave, mais inquiétant. En général, cela rentre dans l'ordre tout seul, mais il faut être patient, car cela peut durer un an !

Parfois l'intestin a pris trop de rayons, il est fragile et peut saigner.
La vessie a pu aussi recevoir trop de rayons, elle est fragile et peut saigner.

Les rayons rendent-ils impuissant ?

Répondre à cette question n'est pas simple. Pourtant, beaucoup d'hommes se posent cette question à propos des rayons.

Quoi qu'il en soit, les rayons peuvent rendre impuissant ou être responsables de problèmes d'érection. La verge peut être moins rigide ou avoir du mal à se maintenir rigide. Après les rayons, environ 1 homme sur 2 a des problèmes d'érection, mais ceci ne veut pas dire que le plaisir sexuel diminue. Les difficultés d'érection ne se produisent pas brutalement, mais petit à petit, en plusieurs mois ou même en plusieurs années, ce qui peut laisser le temps de s'y habituer.

Après les rayons, environ 1 homme sur 2 a des problèmes d'érection, mais ceci ne veut pas dire que le plaisir sexuel diminue.

Des solutions existent aujourd'hui pour les problèmes d'érection. Les médicaments de l'érection – Viagra, Levitra, Cialis – sont souvent très utiles pour résoudre ou améliorer ce problème. Attention tout de même si vous êtes cardiaque. Demandez à votre cardiologue si vous pouvez les prendre. Et si ces médicaments ne marchent pas, il existe d'autres médicaments et traitements possibles. N'hésitez pas à en parler à votre urologue.

La curiethérapie ou brachythérapie

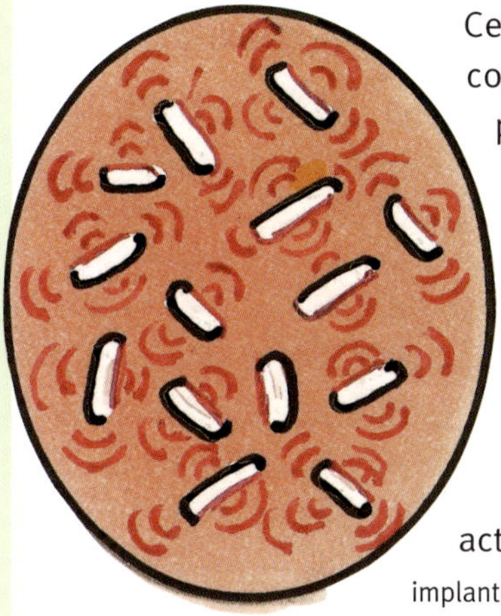

Cette méthode de traitement consiste à introduire dans la prostate des grains de matière radioactive qui vont détruire le cancer.

Comment met-on les grains radioactifs dans la prostate ?

Pour mettre les grains radioactifs dans la prostate (en jargon, on dit implanter ces grains), vous êtes hospitalisé durant 1 à 2 jours, car vous devez être anesthésié. Vous êtes soit endormi totalement (c'est une anesthésie générale), soit on vous fait une piqûre dans le dos pour vous endormir le bas-ventre (c'est une péridurale).

Les grains radioactifs ont la taille de petits grains de riz. Ils sont introduits dans la prostate par une aiguille qui traverse la peau juste sous les bourses.

L'intervention dure 1 h 30 à 2 heures. Après l'implantation des grains, vous aurez à supporter une sonde urinaire jusqu'au lendemain matin. Une fois la sonde enlevée, vous pouvez sortir de l'hôpital.

A-t-on mal après l'implantation des grains ?

Non, vous n'avez pas mal après l'intervention.

Y a-t-il des inconvénients ?

Oui, vous pouvez avoir des brûlures en urinant. Ces brûlures durent plus ou moins longtemps (parfois plusieurs semaines), mais elles finissent petit à petit par disparaître. Si vous êtes gêné, demandez à l'urologue, il existe des médicaments pour vous soulager.

Parfois, vous pouvez saigner en urinant. C'est inquiétant, mais ce n'est pas grave. Tout va rentrer dans l'ordre dès le lendemain ou en quelques jours.

L'inconvénient le plus important est le blocage de vessie qui peut vous obliger à porter une sonde urinaire pendant plusieurs mois. En cas de blocage, il faut parfois enlever une partie de la prostate par les voies naturelles pour uriner normalement. Cette intervention chirurgicale ne peut avoir lieu qu'au bout de 6 mois, lorsque les grains ne sont plus radioactifs. L'opération qui consiste à enlever une partie de la prostate par les voies naturelles est appelée en jargon résection transurétrale de la prostate ou en abrégé RTUP *(voir aussi page 109)* (le mot transurétrale signifie par les voies naturelles et résection veut dire enlever).

Quels sont les avantages de la curiethérapie ?

Le principal avantage de la curiethérapie est que vous êtes traité en une seule fois. Vous n'avez pas à vous rendre tous les jours à l'hôpital pour avoir des rayons. Vous pouvez reprendre vos activités habituelles dans les jours qui suivent l'implantation des grains radioactifs.

Faut-il prendre des précautions particulières ?

Oui. Il faut comprendre que votre prostate est radioactive pendant environ 6 mois. Elle émet une très faible quantité de rayons. Le risque pour les autres est quasi nul.

PRINCIPAL AVANTAGE DE LA CURIETHÉRAPIE : VOUS ÊTES TRAITÉ EN UNE SEULE FOIS.

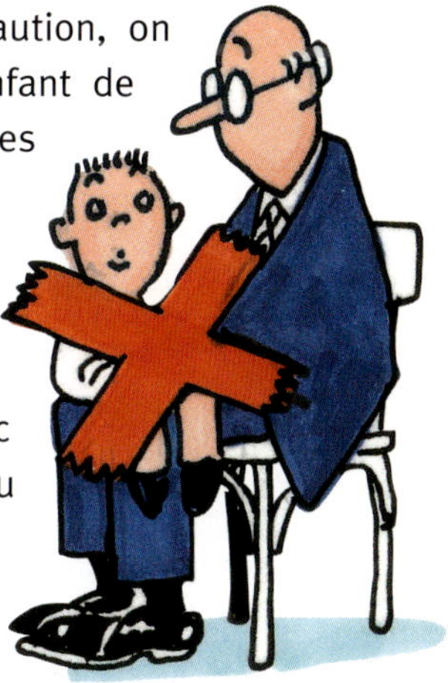

Cependant, durant 6 mois, par précaution, on vous demande de ne pas prendre d'enfant de moins de 10 ans sur vos genoux, car les enfants sont très sensibles aux rayons.

On vous demande également d'éviter les contacts rapprochés avec une femme enceinte pendant environ 6 mois. Par exemple, vous ne pouvez pas danser avec elle, mais vous pouvez être assis à côté ou en face d'elle sans aucun problème.

Autre précaution à prendre : mettez un préservatif lors des rapports sexuels, pendant 4 à 6 mois. On ne sait jamais, si un grain radioactif se détache au moment de l'éjaculation, il finira sa course dans le préservatif.

Après 6 mois, les grains ont fini leur travail et n'émettent quasiment plus de rayons.

Retire-t-on les grains radioactifs ?

Non, les grains ne sont pas retirés, ils restent dans la prostate.

Détail macabre qu'il faut signaler pour être complet

En cas de décès accidentel, il est interdit de se faire incinérer dans les deux ans qui suivent l'implantation des grains (c'est la loi).

Les grains radioactifs rendent-ils impuissant ?

Les problèmes d'érection sont probablement moins fréquents avec les grains radioactifs qu'avec les autres rayons ou qu'après une opération chirurgicale.

Quoi qu'il en soit, il existe des solutions aux problèmes d'érection (nous en avons déjà parlé).

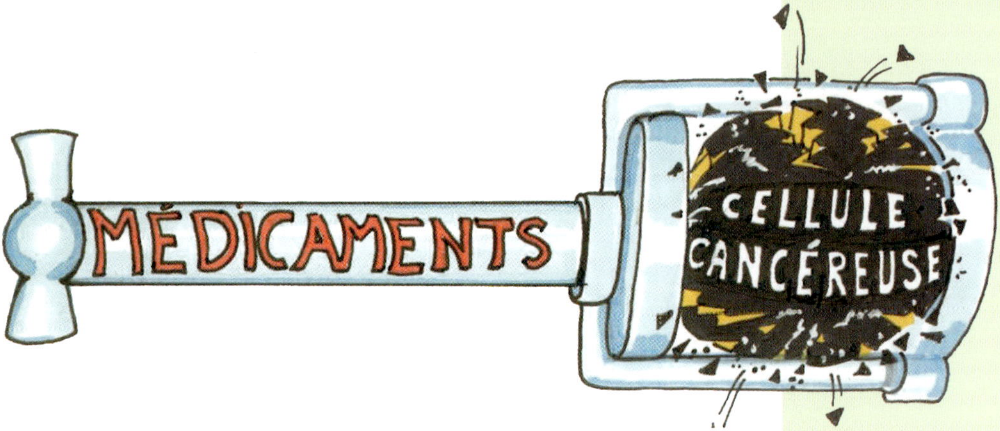

LE TRAITEMENT DU CANCER DE LA PROSTATE PAR LES MÉDICAMENTS

Quand le cancer est gros ou quand il y a des métastases, on ne vous opère pas, on préfère utiliser des médicaments.

Les médicaments font fondre le cancer et le bloquent pendant un bon moment. Ces médicaments agissent sur l'hormone mâle, la testostérone. Dans leur jargon, les médecins parlent de traitement hormonal du cancer de la prostate ou hormonothérapie (hormono = hormone et thérapie = traitement).

LES MÉDICAMENTS FONT FONDRE LE CANCER ET LE BLOQUENT PENDANT UN BON MOMENT.

Lorsque le cancer est gros, ce traitement est également utilisé pour le faire fondre avant de commencer les rayons.

LE TRAITEMENT HORMONAL OU HORMONOTHÉRAPIE

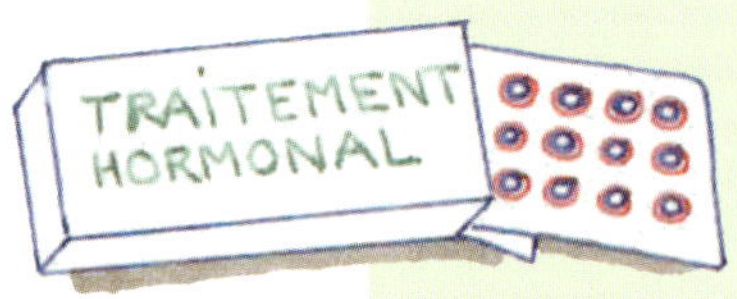

Le traitement hormonal du cancer de la prostate agit contre la testostérone, l'hormone mâle qui stimule le cancer. Cette hormone est fabriquée essentiellement par les testicules. Si l'on supprime sa fabrication ou qu'on l'empêche d'agir, le cancer n'est plus stimulé, il fond.

Il existe trois sortes de médicaments différents.

Avant la première injection, il faut d'abord prendre des comprimés (des antiandrogènes) pendant 8 à 10 jours.

Première famille de médicaments : les agonistes de la LH-RH

La première sorte de médicaments annule presque complètement la fabrication de l'hormone mâle. Leur nom de famille est compliqué, ce sont les agonistes de la LH-RH (nous vous donnerons quelques précisions à leur sujet un peu plus loin). Les médicaments portent les noms de marque suivants : Décapeptyl, Enantone, Zoladex. Ils sont donnés en piqûre.

Avant la première injection, il faut d'abord prendre des comprimés (des antiandrogènes) pendant 8 à 10 jours. Puis l'infirmière vous fait la première injection.

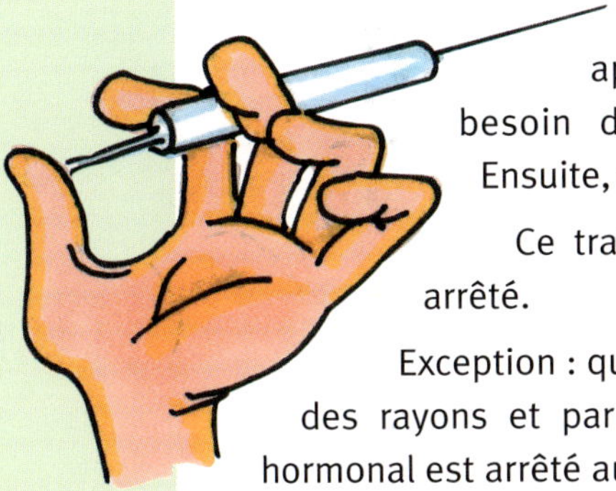

La seconde injection a lieu 3 mois après la première (vous n'avez pas besoin de prendre de comprimés avant). Ensuite, vous avez une piqûre tous les 3 mois.

Ce traitement n'est habituellement jamais arrêté.

Exception : quand le cancer a été traité à la fois par des rayons et par traitement hormonal, le traitement hormonal est arrêté au bout de trois ans.

Les mots médicaux

Quelques mots sur les agonistes et les antagonistes de la LH-RH

Agoniste veut dire qui active, antagoniste signifie qui s'oppose.

La LH-RH est une substance fabriquée par une glande (l'hypothalamus) située dans le cerveau.

La LH-RH donne l'ordre aux testicules de fabriquer l'hormone mâle (la testostérone).

En agissant sur la LH-RH au niveau du cerveau dans l'hypothalamus, on peut bloquer la fabrication de l'hormone mâle.

C'est en fin de compte une castration chimique.

Deuxième famille de médicaments : les antiandrogènes

Une autre sorte de médicaments empêche l'hormone mâle d'agir. Ces médicaments sont des antiandrogènes (anti = contre et androgène = hormone mâle). Ce sont des comprimés. Voici leur nom : Anandron, Androcur, Casodex, Eulexine, Flutamide, Prostadirex.

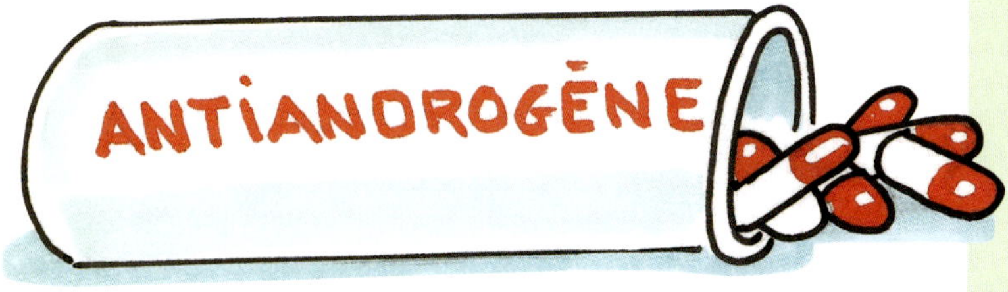

Lorsque les agonistes de la LH-RH ne suffisent plus, on peut vous donner à la fois des piqûres et des antiandrogènes en comprimé.

Troisième famille de médicaments : les antagonistes de la LH-RH

Avec ces médicaments très récents, vous n'avez pas besoin de prendre des antiandrogènes avant de commencer le traitement. C'est un traitement par piqûre.

Actuellement, il existe un médicament dans cette famille, le Plenaxis.

Quels sont les inconvénients du traitement hormonal ?

Le traitement hormonal entraîne une sensation de fatigue générale, de lassitude.

Il peut aussi entraîner des bouffées de chaleur.

Il fait tomber les cheveux et la barbe pousse moins vite (mais est-ce un inconvénient ?).

Enfin, la voix se transforme et devient moins grave.

EN JARGON MÉDICAL, LES INCONVÉNIENTS DES MÉDICAMENTS SONT APPELÉS EFFETS INDÉSIRABLES OU EFFETS SECONDAIRES.

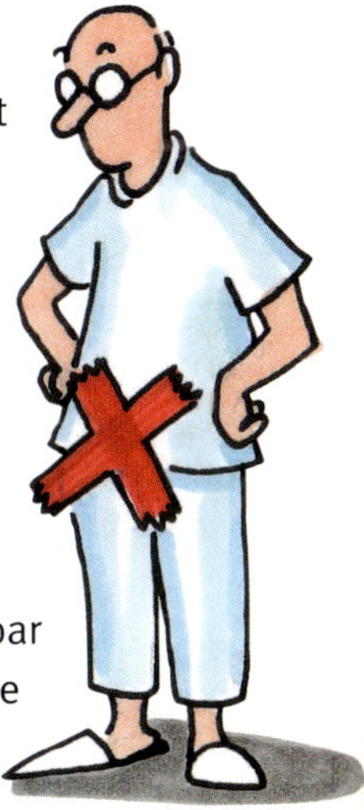

Côté sexualité, que se passe-t-il ? Le traitement hormonal supprime le désir sexuel.

Les antiandrogènes font parfois pousser les seins, ce qui peut être douloureux.

Ils peuvent également entraîner des nausées et de la diarrhée.

Qui fait les piqûres ?

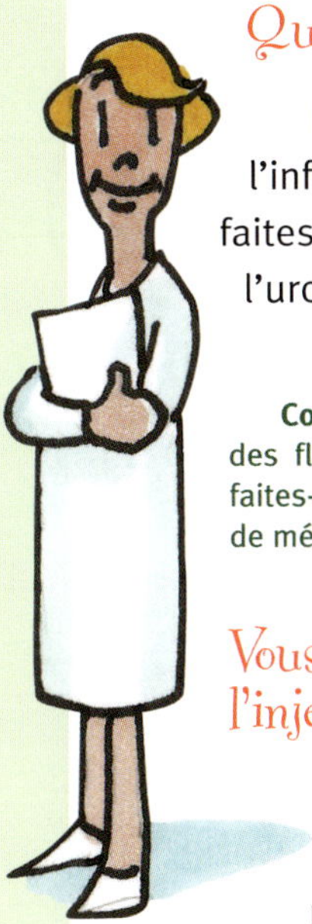

Les piqûres sont faites en général par l'infirmière, mais elles peuvent aussi être faites par votre médecin traitant ou par l'urologue.

Conseils pratiques pour le traitement hormonal : Si vous prenez des fluidifiants du sang, comme l'aspirine ou les anticoagulants, faites-le savoir. En cas de traitement par piqûre, il ne faut pas injecter de médicament dans la fesse, mais sous la peau.

Vous vous êtes trompé dans la date de l'injection : est-ce ennuyeux ?

Si vous faites l'injection en avance, par exemple au bout de deux mois, au lieu des trois mois prévus, ce n'est pas grave, essayez de faire la prochaine à la bonne date.

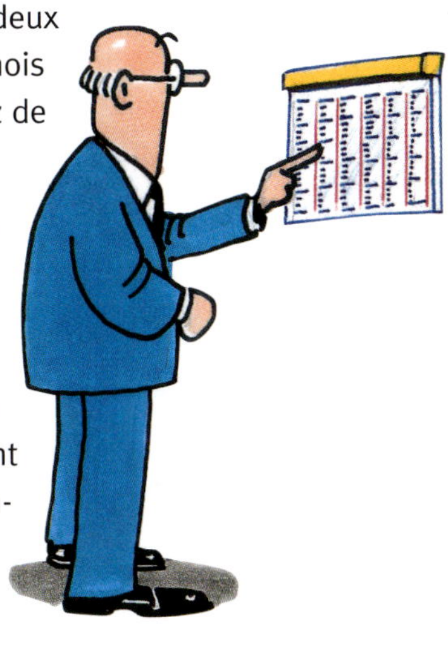

Si vous faites l'injection en retard, ce n'est pas grave non plus. Mais si le retard dépasse de plus de 15 jours la date prévue, il faudra faire comme si le traitement recommençait à son début. Vous aurez à prendre pendant 8 à 10 jours les comprimés (antiandrogènes) avant de refaire la piqûre.

Que faire si vous avez des bouffées de chaleur ?

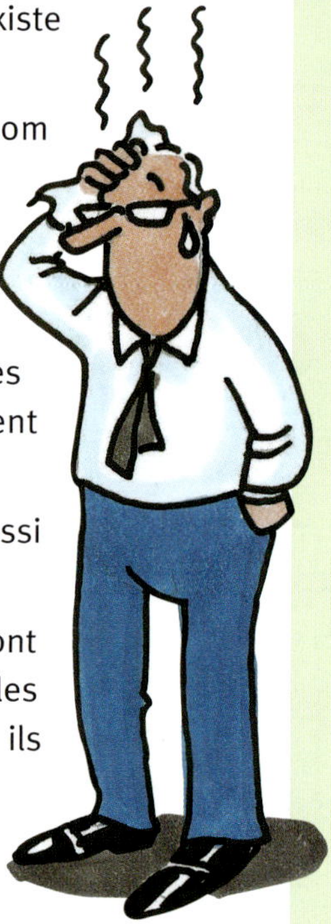

Si vous avez des bouffées de chaleur, il existe des médicaments qui peuvent les atténuer.

L'un de ces médicaments porte le nom d'Agréal. Vous allez être étonné en lisant la notice de ce médicament, qui est réservé aux femmes ayant des bouffées de chaleur pendant la ménopause. Certains urologues le prescrivent aussi aux hommes qui ont des bouffées de chaleur à cause du traitement hormonal.

Un autre médicament, l'Androcur, peut aussi résoudre ce problème.

Quoi qu'il en soit, ces médicaments ne sont pas toujours complètement efficaces contre les bouffées de chaleur. Mais si vous êtes gêné, ils peuvent vous apporter un certain confort.

Comment le traitement hormonal est-il surveillé ?

Le traitement hormonal fait fondre le cancer ; 8 fois sur 10, le PSA descend quasiment à zéro. Pour suivre la réaction du cancer au traitement, le médecin demande un dosage du PSA tous les 3 mois.

Si le PSA est bas pendant 3 à 6 mois, peut-on sauter une piqûre ?

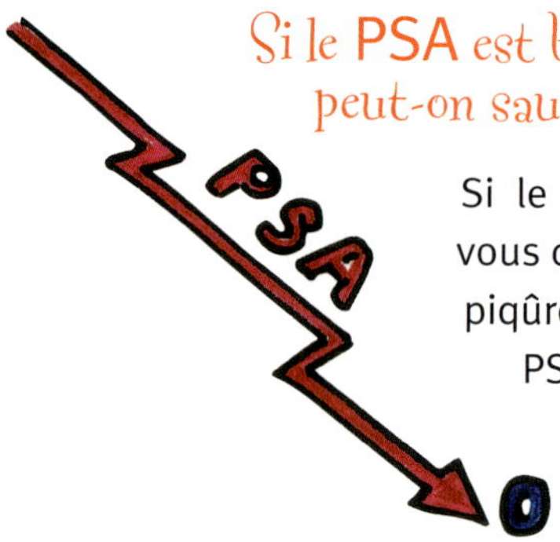

Si le PSA est bas, généralement on vous demande quand même de faire la piqûre suivante, car sans piqûre, le PSA risque de remonter.

Toutefois, il est parfois possible de sauter une

piqûre, quand le PSA est resté quasiment à zéro pendant un bon moment, c'est-à-dire pendant 3 à 6 mois (après 2 ou 3 piqûres). Sauter une piqûre demande une grande participation de votre part, car dans ce cas, vous devrez faire un dosage du PSA tous les mois. En fonction du PSA, vous faites ou non une piqûre, c'est un traitement à la carte. Vous ne faites une nouvelle piqûre que si le PSA remonte. Cette façon de traiter irrégulière s'appelle le traitement hormonal intermittent.

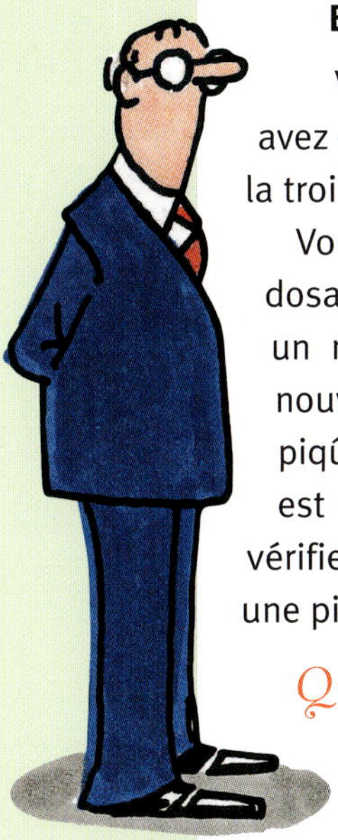

Exemple

Vous avez commencé le traitement il y a six mois ; vous avez eu deux piqûres et le PSA est très bas. Vous ne faites pas la troisième piqûre.

Vous attendez un mois et le septième mois, vous faites un dosage du PSA. S'il est bas, vous faites un nouveau dosage un mois plus tard et ainsi de suite. Vous ne ferez une nouvelle piqûre que si le PSA remonte. Après une nouvelle piqûre, vous attendez trois mois pour faire le PSA. Si celui-ci est toujours bas, vous n'avez pas besoin de piqûre. Vous vérifiez le PSA un mois plus tard. S'il a remonté, vous faites une piqûre.

Quels sont les avantages et inconvénients du traitement intermittent ?

Côté avantage : vous êtes moins fatigué. Le désir sexuel peut revenir petit à petit. Les cheveux cessent de tomber, la voix devient plus grave. Les bouffées de chaleur sont moins fréquentes, les seins douloureux le sont moins.

Côté inconvénient : les résultats du PSA sont attendus chaque mois, avec inquiétude. Bref, le traitement intermittent peut être mal vécu.

Vous savez maintenant ce qu'est le traitement intermittent, ses avantages et ses inconvénients. Vous pouvez en parler avec votre médecin.

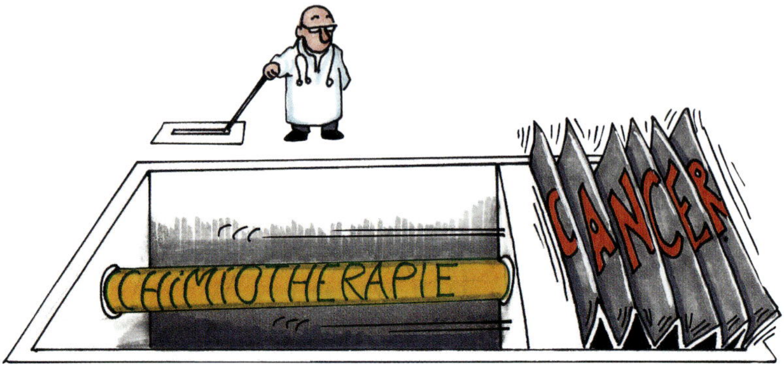

La chimiothérapie

Qu'est-ce que la chimiothérapie ?

La chimiothérapie (chimio = chimie et thérapie = traitement) est un des traitements du cancer de la prostate.

Les cancérologues spécialisés pour ce traitement sont appelés communément des chimiothérapeutes (thérapeute signifie celui qui soigne), mais le terme exact est oncologues médicaux (un oncologue est un spécialiste des cancers).

À quoi sert la chimiothérapie ?

Le but de la chimiothérapie est de vivre plus longtemps et mieux.

Comment marchent les médicaments anticancéreux ?

Les médicaments anticancéreux utilisés en chimiothérapie tuent les cellules cancéreuses.

En tuant les cellules cancéreuses, ces médicaments anticancéreux doivent faire fondre le cancer. Quand le cancer diminue de taille, cela signifie que le traitement est efficace. En termes techniques, les médecins parlent alors d'une bonne réponse tumorale. Ceci signifie que le cancer répond au traitement en fondant.

LA CHIMIOTHÉRAPIE N'EST PAS PROPOSÉE À TOUS LES HOMMES AYANT UN CANCER DE LA PROSTATE. ELLE EST UTILISÉE LORSQUE LE CANCER EST ÉTENDU ET QUE LE TRAITEMENT PAR LES HORMONES (HORMONOTHÉRAPIE) NE MARCHE PAS BIEN.

Les médicaments anticancéreux sont pris soit par la bouche (on parle d'administration orale du médicament), soit en injection dans les veines (en perfusion intraveineuse).

Quand propose-t-on la chimiothérapie ?

La chimiothérapie n'est pas proposée à tous les hommes ayant un cancer de la prostate. Elle est utilisée lorsque le cancer est étendu et que le traitement par les hormones (hormonothérapie) ne marche pas suffisamment bien.

La chimiothérapie vient alors en complément du traitement par les hormones, on dit que les hormones et la chimiothérapie sont associées.

Combien de temps dure la chimiothérapie ?

Le traitement dure plusieurs semaines à plusieurs mois. On ne le prend pas en continu, mais périodiquement pendant quelques jours. On laisse ensuite le traitement faire son effet et le temps à l'organisme de se reposer. Puis on recommence de nouveau le traitement quelque temps après : 1 semaine à 1 mois plus tard. En jargon médical, on parle de cycles de traitement. Le nombre de cycles nécessaires est variable. Le traitement peut durer peu de temps quand il y a 3 cycles ou être plus long quand la durée prévue est de 15 cycles.

Si le cancer fond totalement, c'est-à-dire quand il disparaît, la chimiothérapie est arrêtée.

Parfois, la chimiothérapie est mal supportée et dans ce cas, on peut être obligé de l'arrêter.

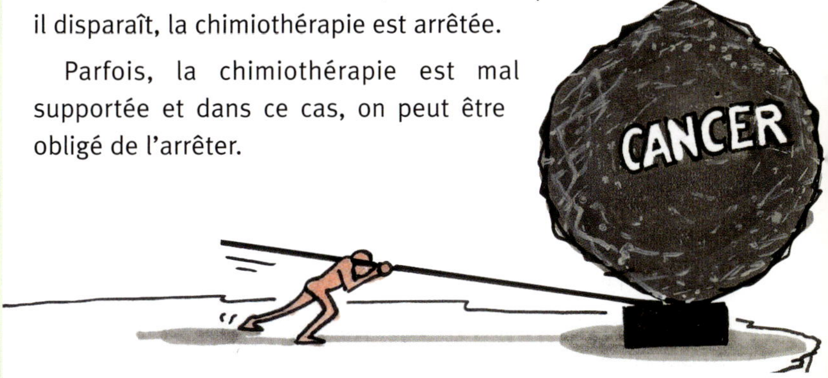

Petite précision : le mot cycle a aujourd'hui remplacé le mot cure de chimiothérapie employé auparavant. Cependant, certains continuent à employer le mot cure. Quoi qu'il en soit, cycle = cure.

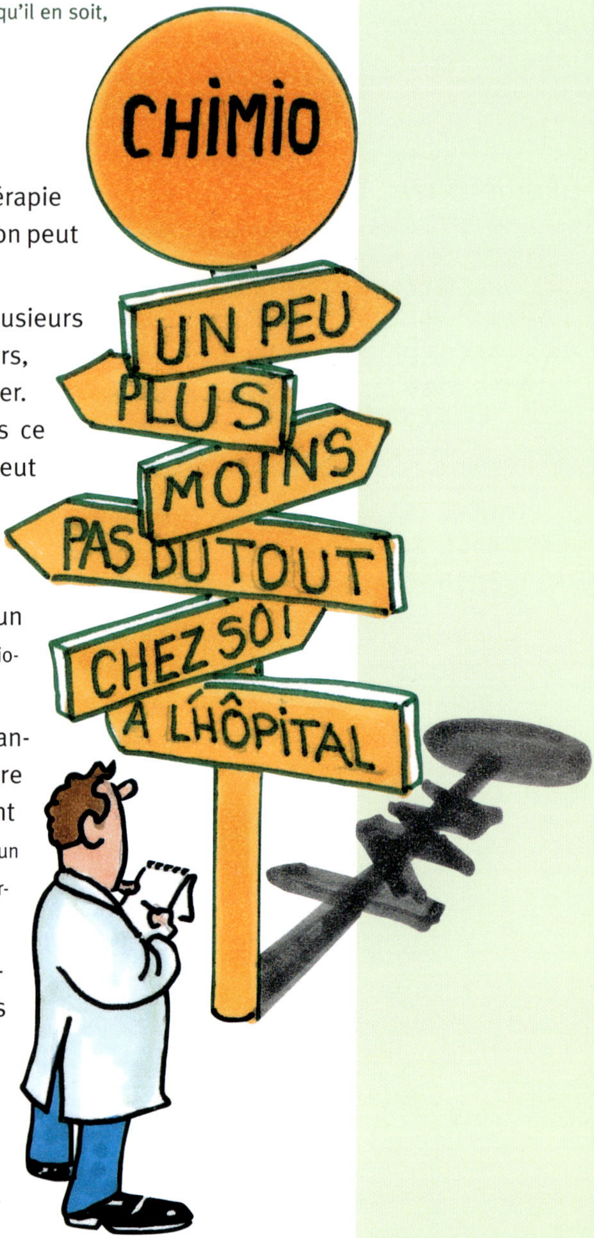

Comment cela se passe en pratique ?

Le plus souvent, la chimiothérapie se passe à l'hôpital, mais parfois on peut être traité chez soi.

Le traitement dure un ou plusieurs jours. Quand il dure plusieurs jours, il existe deux façons de procéder. On peut être hospitalisé et dans ce cas, on dort à l'hôpital. On peut aussi recevoir le traitement dans la journée à l'hôpital et retourner dormir chez soi. En jargon médical, il s'agit alors d'un traitement ambulatoire (d'une chimiothérapie ambulatoire).

Parfois, les médicaments anticancéreux n'ont pas besoin d'être injectés dans les veines, ils sont alors pris par la bouche (c'est un traitement oral encore appelé traitement per-os = par la bouche).

Contrairement à ce que beaucoup de personnes croient, les traitements anticancéreux en comprimés sont aussi efficaces que ceux qui sont injectés. Ce sont de vrais traitements anticancéreux et ils peuvent être mal supportés.

LES MÉDICAMENTS ANTICANCÉREUX EN COMPRIMÉS SONT DE VRAIS TRAITEMENTS ANTICANCÉREUX. ILS SONT TOUT AUSSI EFFICACES QUE CEUX QUI SONT INJECTÉS ET PEUVENT AUSSI ÊTRE MAL SUPPORTÉS.

On peut prendre soit uniquement des comprimés, soit à la fois des comprimés et des médicaments injectés dans les veines.

La chimiothérapie est ainsi différente d'une personne à l'autre. Tout dépend du type de cancer et différentes combinaisons de traitement sont possibles.

On place d'abord un petit boîtier sous la peau

L'injection de médicament anticancéreux ne se fait pas directement dans les veines du bras, mais dans un tout petit boîtier relié à une grosse veine située sous la clavicule (la veine sous clavière). Ce boîtier fait 1 centimètre de côté et porte le nom de chambre implantable ou le plus souvent de *port à cath* (un nom qui signifie porte-cathéter ; un cathéter est un petit tuyau en jargon).

Pour le placer et le fixer sous la peau, une petite intervention chirurgicale est nécessaire. Elle dure moins d'une demi-heure. L'opération qui a lieu au bloc opératoire ne nécessite pas d'être endormi. La peau est insensibilisée par une anesthésie locale, ce qui permet à l'opération d'être totalement indolore.

Aucun tuyau apparent ne sort du boîtier qui fait juste une bosse sous la peau. En 10 jours environ la peau est cicatrisée et vous pouvez mener une vie normale : aller à la piscine, à la mer, prendre un bain, une douche... Vous n'avez à vous occuper de rien.

C'est dans ce boîtier qu'ont lieu les injections des médicaments à travers la peau, mais aussi les prises de sang nécessaires.

Le boîtier est relié à une grosse veine par un tuyau, ce qui permet aux médicaments injectés de diffuser dans tout le corps.

Une fois que le *port à cath* est en place, la chimiothérapie peut commencer le jour même.

Le premier cycle

À l'hôpital

Vous arrivez à l'hôpital le matin. Ce n'est pas la peine d'être à jeun. On vérifie d'abord les résultats des analyses de sang que l'on vous a demandé de faire avant de venir afin de savoir si vous pouvez recevoir le traitement.

Quand vous êtes confortablement installé, au lit ou dans un fauteuil, le *port a cath* est alors relié à une poche en plastique contenant un liquide (c'est une poche de perfusion).

Avant d'injecter l'anticancéreux, l'infirmière administre un médicament destiné à vous empêcher de vomir (un antivomitif est appelé antiémétique). Les deux médicaments antivomitifs le plus souvent employés sont le Zophren et le Kytril. Parfois, on utilise un autre médicament : le Primpéran. Ensuite, une autre poche en plastique, contenant les anticancéreux, est reliée au système.

La perfusion de médicament anticancéreux dure de 30 minutes à 2 heures.

Lorsque la perfusion est terminée, l'infirmière rince le *port à cath*. Ce rinçage est fait avec un produit qui fluidifie le sang (de l'héparine). Ce fluidifiant (c'est un anticoagulant) évite au sang resté dans le tuyau de faire un caillot qui boucherait le tuyau (lorsque le sang coagule, il forme un caillot sanguin). Vous pouvez ensuite rentrer chez vous, à pied, en voiture, en moto, en train, en ambulance...

On vous demande de revenir 1 à 3 semaines plus tard pour commencer le deuxième cycle et ainsi de suite jusqu'à la fin des cycles prévus.

Une fois chez vous

Vous sortez de l'hôpital avec plusieurs ordonnances.

Une première ordonnance vous demande de faire des examens de sang toutes les semaines, pour savoir comment votre corps supporte le traitement.

AVANT D'INJECTER L'ANTICANCÉREUX, L'INFIRMIÈRE INJECTE D'ABORD UN MÉDICAMENT DESTINÉ À VOUS EMPÊCHER DE VOMIR (EN JARGON, UN ANTIVOMITIF EST APPELÉ ANTIÉMÉTIQUE).

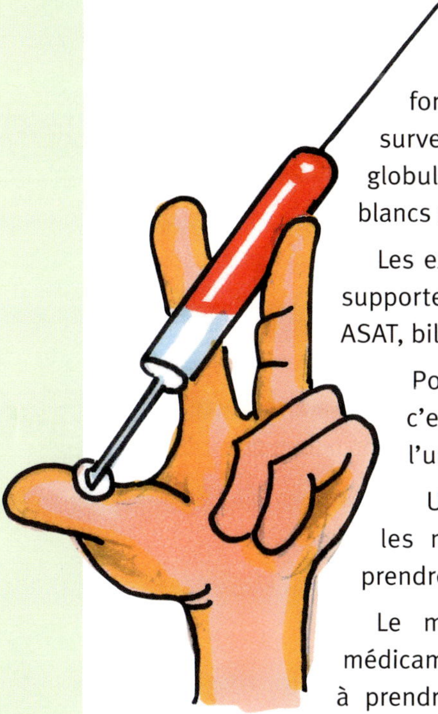

L'examen appelé numération formule sanguine ou NFS permet de surveiller si le traitement diminue vos globules rouges (hématies), vos globules blancs (leucocytes) et vos plaquettes.

Les examens qui vérifient si votre foie supporte bien le traitement sont : ALAT, ASAT, bilirubine.

Pour le fonctionnement du rein, c'est le dosage de la créatinine et de l'urée.

Une seconde ordonnance indique les médicaments que vous avez à prendre.

Le médecin prescrit toujours des médicaments antivomitifs en comprimés à prendre durant 4 à 5 jours après le traitement anticancéreux. Ce sont les mêmes que ceux qui ont été injectés à l'hôpital (Zophren, Kytril, Primpéran).

Le médecin prescrit toujours des médicaments antivomitifs à prendre durant 4 à 5 jours après le traitement anticancéreux.

Vous prenez également de la cortisone en comprimés en même temps que les antivomitifs, c'est-à-dire durant 4 à 5 jours. La cortisone augmente la puissance des antivomitifs.

Précision : le traitement par cortisone ne dure que quelques jours et dans ce cas vous n'avez pas besoin de régime sans sel. En jargon médical, la cortisone est un corticoïde.

D'autres médicaments peuvent vous être prescrits.

Si vous n'avez pas assez de globules rouges et que le traitement vous fatigue, l'ordonnance comporte un des médicaments suivants : Eprex ou Néocormon ou Aranesp. Ces médicaments augmentent la fabrication des globules rouges et vous requinquent. Vous supportez alors bien mieux le traitement. C'est de l'EPO (érythropoïétine), la substance utilisée par certains sportifs pour se doper. Ici on ne vous dope pas, on vous soigne !

Si vous n'avez pas assez de globules blancs (des leucocytes), vous lirez sur l'ordonnance un des noms de médicaments suivants : Neupogen ou Granocyte. Ces médicaments augmentent la fabrication des globules blancs. Les leucocytes servent à se défendre contre les microbes ; quand le traitement anticancéreux diminue le nombre de globules blancs, on devient plus sensible aux microbes et l'on risque une infection. Or ce n'est pas le moment d'avoir une infection, d'où l'utilité de ces médicaments.

La vie pendant la chimiothérapie

La chimiothérapie n'oblige à aucun régime particulier, faites-vous plaisir et mangez ce que vous aimez.

Pour ceux qui travaillent, la chimiothérapie n'oblige pas à arrêter de travailler. Mais ne tirez pas sur la ficelle, si vous êtes fatigué, reposez-vous. La chimiothérapie est fatigante.

Si vous aimez faire du sport, aucun problème.

La chimiothérapie fait-elle vomir ?

Non, plus maintenant. Les médicaments antivomitifs sont suffisamment puissants pour empêcher de vomir. Malgré tout, vous pouvez quand même avoir des nausées ou bien ne pas avoir envie de manger pendant quelque temps après avoir reçu le traitement anticancéreux.

Quels sont les inconvénients de la chimiothérapie ?

Les médicaments anticancéreux diminuent la fabrication des globules rouges. Lorsque le nombre de globules rouges est insuffisant, c'est une anémie.

La chimiothérapie diminue aussi la fabrication des globules blancs. Quand ils sont en nombre insuffisant dans le sang, c'est une leucopénie (leuco = blanc et pénie = pauvreté).

La chimiothérapie diminue aussi la fabrication des plaquettes. Quand le nombre de plaquettes baisse trop, c'est une thrombopénie (thrombo désigne les plaquettes) ; on saigne alors plus facilement et il existe un risque d'hémorragie.

Pour faire remonter le nombre de plaquettes et éviter de saigner facilement, on fait alors une transfusion de plaquettes.

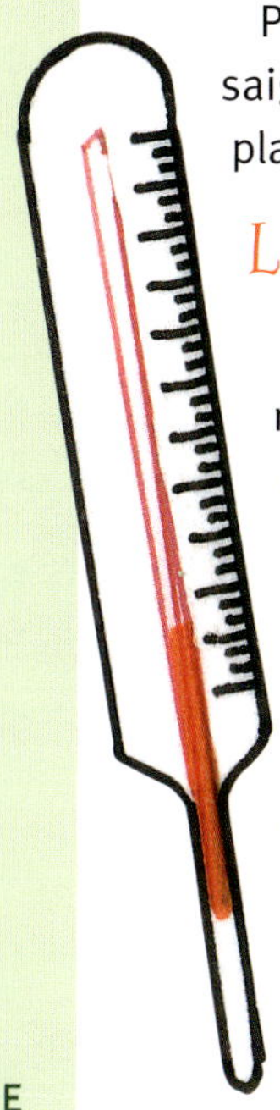

Les résultats des prises de sang

Les résultats des prises de sang sont lus par votre médecin généraliste ou bien ils sont faxés directement dans le service qui vous soigne. En cas de problème vous serez averti.

Que faire si vous ne vous sentez pas bien ?

Si vous ne vous sentez pas bien, la première chose à faire est de prendre votre température. Si vous avez 38,5°C ou plus, c'est de la fièvre et vous devez appeler votre médecin généraliste. Il saura quoi faire, car il a reçu de l'hôpital tous les renseignements vous concernant.

Il est très important d'avoir un médecin traitant quand on a un cancer. Votre médecin répondra plus vite à vos problèmes et aussi bien que les services spécialisés, qui eux sont saturés !

SI VOUS NE VOUS SENTEZ PAS BIEN, LA PREMIÈRE CHOSE À FAIRE EST DE PRENDRE VOTRE TEMPÉRATURE. AU-DESSUS DE 38,5 °C APPELEZ VITE LE MÉDECIN.

Pourquoi de la fièvre ?

La chimiothérapie peut faire baisser vos globules blancs et quand ils sont en nombre insuffisant, vous attrapez une infection qui vous donne de la fièvre.

En cas de fièvre, téléphonez à votre médecin.

Si, sur votre prise de sang, les globules blancs sont très bas, le médecin vous prescrira très probablement des antibiotiques ou vous fera hospitaliser.

Si votre prise de sang date de plus de 3-4 jours, il vous demandera d'en refaire une.

Si vous n'avez pas de fièvre

Vous pouvez ne pas vous sentir bien pour de nombreuses raisons. Parlez-en toujours à votre médecin.

Si vous avez des nausées, continuez les antivomitifs que l'on vous a prescrits.

Si vous êtes fatigué, reposez-vous. La chimiothérapie fatigue et le cancer aussi.

SI VOUS ÊTES FATIGUÉ, REPOSEZ-VOUS. LA CHIMIOTHÉRAPIE FATIGUE ET LE CANCER AUSSI.

Vous pouvez aussi ne pas vous sentir bien parce que vous êtes anémié, c'est-à-dire que vous n'avez pas assez de globules rouges. Là aussi, c'est la prise de sang qui indique le nombre de globules rouges : s'ils sont très bas, il faudra aller à l'hôpital rapidement pour vous apporter du sang (transfusion sanguine).

La chimiothérapie fait tomber les cheveux

Le cancérologue vous avertit toujours que la chimiothérapie fait tomber les cheveux, mais aussi tous les poils (sourcils, cils, poils sur la poitrine). En jargon médical, la chute des poils et des cheveux s'appelle une alopécie. Les cheveux commencent à tomber 10 à 15 jours après la première injection. Au bout de 2 ou 3 cycles, on est chauve comme un œuf. Est-ce définitif ? Non, quand les cycles sont terminés, les cheveux et les poils repoussent toujours.

Si la chute des cheveux est un problème gênant, vous pouvez demander d'utiliser le casque réfrigérant. Ça marche deux fois sur trois. Qu'est-ce que ce casque ? C'est une capuche qui sort du congélateur et que vous devez porter

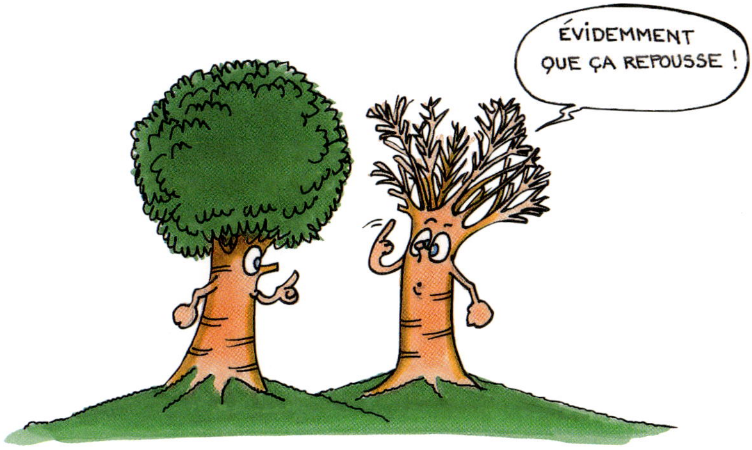

pendant le temps que dure l'injection des médicaments anticancéreux (30 minutes à 2 heures).

Quand la capuche se réchauffe, elle est remplacée. Cette méthode est efficace, mais pas très agréable. C'est en effet vraiment très froid et ça peut vous donner mal à la tête.

Le plus souvent tout se passe bien

Nous vous avons décrit les ennuis possibles de la chimiothérapie, mais rassurez-vous, le traitement se passe en général bien. Les gros pépins et l'hospitalisation en urgence sont en réalité assez rares.

Un bilan après 3 à 4 cycles

Après 3 à 4 cycles de chimiothérapie, le cancérologue fait le point. Vous avez des prises de sang à faire, vous passez un scanner et une scintigraphie.

Les prises de sang vérifient le taux de PSA. Si le traitement est efficace, le PSA diminue et peut même redevenir normal.

Le scanner permet de savoir si le cancer a fondu. En jargon médical, on dit que le scanner apprécie la réponse tumorale.

La scintigraphie est faite un peu plus tard. Elle permet de voir si les métastases osseuses ont elles aussi fondu.

Les résultats du bilan

Que se passe-t-il quand les résultats du bilan des premiers cycles de chimiothérapie sont connus ?

Si la tumeur a fondu suffisamment, le traitement peut être arrêté. En jargon, c'est une bonne réponse tumorale. Vous serez ensuite suivi très régulièrement pour détecter une réapparition du cancer (c'est une rechute).

Si le cancer n'a pas fondu suffisamment, la chimiothérapie est continuée pendant quelques cycles pour le faire fondre davantage.

Parfois, la tumeur continue à augmenter malgré la chimiothérapie. Le traitement est insuffisamment efficace. Dans ce cas, le médecin propose une nouvelle série de cycles, mais avec d'autres médicaments. Un nouveau bilan sera ensuite fait au bout de quelques cycles.

Quels sont les produits anticancéreux utilisés contre le cancer de la prostate ?

Il en existe beaucoup ; voici ceux qui sont le plus souvent utilisés : le Taxotère, l'Estracyt, la Novantrone, la Navelbine en perfusion ou en comprimé...

La cortisone en comprimé est également employée comme anticancéreux, pour le traitement du cancer de la prostate.

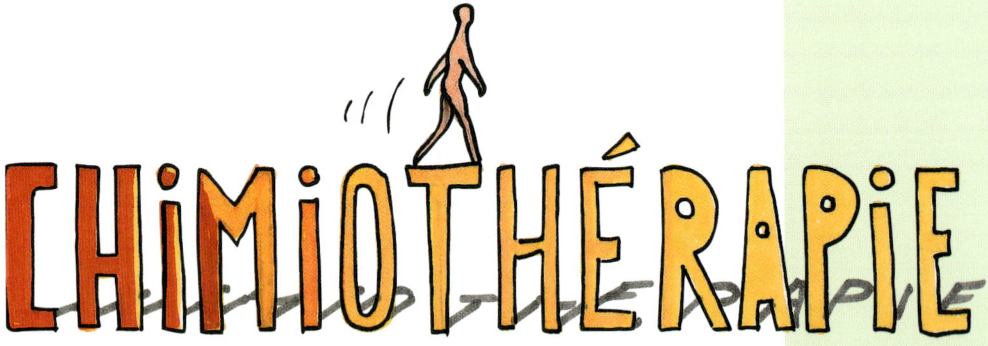

Elle empêche la tumeur d'augmenter de taille. Les médicaments utilisés le plus souvent sont le Cortancyl et le Solupred.

Que se passe-t-il quand la chimiothérapie est arrêtée ?

Vous êtes suivi très régulièrement. Et vous continuez à prendre le traitement hormonal.

Tous les 3 à 4 mois, au début vous faites un bilan : dosage du PSA, scanner et scintigraphie.

Et si le cancer reprend ?

Si le cancer reprend après l'arrêt de la chimiothérapie, on vous propose de recommencer des cycles de chimiothérapie soit avec les médicaments qui vous ont réussi, soit avec d'autres. Précision : les injections sont faites dans le port à cath qui n'a pas été enlevé.

Qu'est-ce qu'un essai clinique ?

Parfois, on vous propose de participer à un essai clinique. Que veut dire ce mot ? Un essai clinique est fait pour savoir si un nouveau médicament ou une nouvelle façon de traiter est meilleur que ce qui était fait auparavant. C'est une étude de recherche, faite pour que la médecine progresse. En jargon médical, un essai est appelé protocole et l'on dit que quelqu'un rentre dans un protocole. Vous n'êtes pas obligé d'y participer. Certains se demandent s'ils ne sont pas pris pour des cobayes. La réponse est non. Si vous participez à un essai, vous serez plus suivi que d'accoutumée, on vous explique tout ce qui est fait et pourquoi on le fait. N'hésitez pas à poser toutes les questions qui vous viennent à l'esprit. Le médecin vous explique que l'on doit tester les médicaments pour les connaître, c'est-à-dire pour savoir s'ils sont efficaces et comment ils sont supportés (en jargon, on dit s'ils sont bien tolérés). Le médecin vous informe qu'il ne peut pas vous garantir que ça va marcher. Vous avez du temps pour prendre votre décision. Les informations détaillées que l'on vous donne sur le déroulement de cette étude ou essai clinique sont obligatoirement écrites. Si vous ne comprenez pas quelque chose, posez des questions. Si vous acceptez, on vous demandera de signer un document qui prouve que vous êtes d'accord, en jargon médical on vous demande de signer un consentement.

Quoi qu'il en soit, vous êtes parfaitement libre d'arrêter de participer à l'essai à tout moment, sans aucune justification de votre part (peu de personnes refusent de participer à un essai).

SOULAGER LA DOULEUR

Quand il y a des métastases, le cancer peut faire mal. Mais toutes les douleurs ne sont pas des métastases et toutes les métastases ne font pas mal. Vous pouvez, par exemple, avoir mal au genou à cause d'un rhumatisme (arthrose), ce qui n'a rien à voir avec le cancer. Pour savoir si c'est une métastase qui vous fait souffrir, il faut faire un examen particulier, une scintigraphie osseuse.

Généralement, ce sont les métastases osseuses qui font mal, mais d'autres métastases situées dans le foie, ou autour de la moelle épinière peuvent également faire mal.

Quoi qu'il en soit, quand on a mal on vit mal. La douleur retentit sur le moral, sur le sommeil, sur l'appétit, sur les relations avec les proches, sur le travail... La douleur envahit inutilement la vie, il faut donc tout faire pour la combattre avec force. Aujourd'hui, il existe de nombreux moyens pour diminuer ou supprimer la douleur et des équipes spécialisées ont été créées pour la traiter.

Des équipes antidouleur pour vous aider

Prendre soin d'une personne qui souffre d'un cancer n'est pas simple : c'est un travail d'équipe.

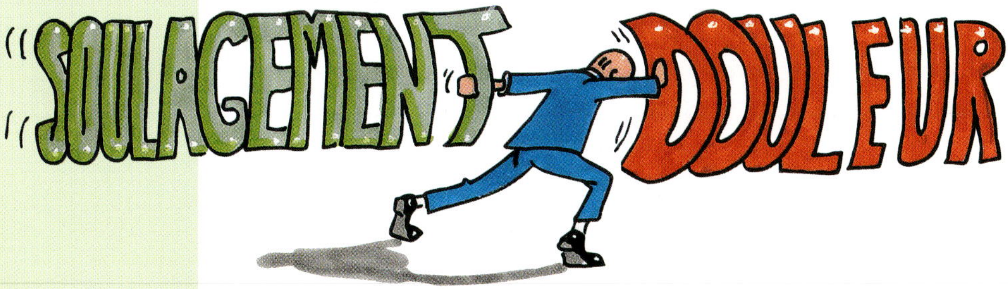

Des équipes spécialisées ont ainsi été créées pour vous aider, aider votre médecin et votre famille. Ce sont les équipes douleur et les équipes de soins palliatifs. Elles sont à votre service, pour traiter la douleur et vous accompagner. Le mot palliatif signifie soigner, soulager, entourer, accompagner, améliorer le confort et le quotidien.

Ces équipes comprennent des médecins, infirmières, kinésithérapeutes, psychologues, assistantes sociales, secrétaires, etc. qui se réunissent pour trouver la meilleure solution et en discuter avec vous. Si besoin, elles font appel à d'autres spécialistes pour mieux comprendre ce qui se passe et vous soigner au mieux : radiothérapeute, urologue, chirurgien ...

Comment rencontrer l'équipe douleur ?

Vous consultez l'équipe douleur ou de soins palliatifs par l'intermédiaire de votre médecin.

Ces équipes, même si elles sont de plus en plus nombreuses, n'existent malheureusement pas encore partout.

Si vous en ressentez le besoin, insistez auprès de votre médecin, même plusieurs fois, pour qu'il vous fasse rencontrer une telle équipe qui travaillera main dans la main avec votre médecin.

On sait soulager efficacement la douleur, et souffrir est inutile, répétons-le.

Comment se passe la rencontre avec l'équipe douleur ?

La première consultation est souvent longue, elle dure environ 1 heure. Le médecin a besoin de bien comprendre qui vous êtes, ce que vous ressentez et comment la maladie retentit dans votre vie quotidienne. Il vous demande aussi comment vous vivez, si vous êtes entouré et comment vous voyez les choses.

Parfois, un psychologue assiste à cette consultation. Si vous en ressentez le besoin, n'hésitez pas à demander son aide en particulier.

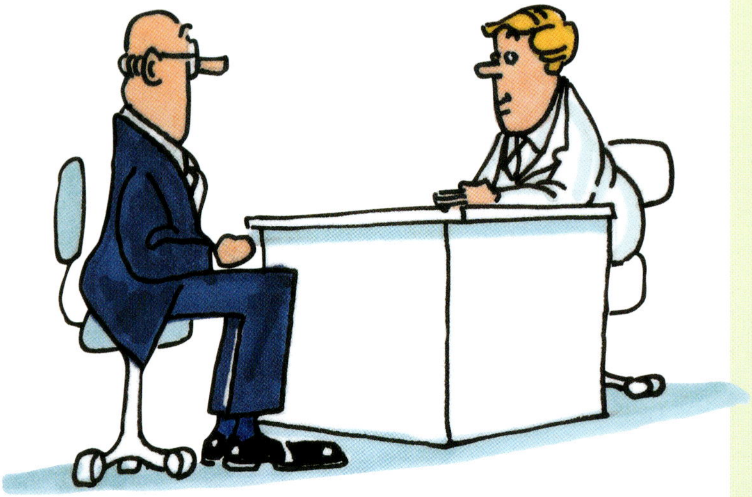

Parfois, c'est le médecin qui vous propose un soutien psychologique, mais c'est vous seul qui décidez, rien ne vous est imposé.

Après cette première consultation, le médecin a une idée plus précise de votre souffrance. Il vous propose différentes solutions pour vous aider au mieux. Il vous explique que vous pouvez appeler l'équipe et le revoir en dehors des consultations déjà prévues.

Parfois, des examens en plus pour mieux comprendre

Le médecin peut demander des examens (en jargon, on dit des examens complémentaires), pour mieux comprendre ce qui vous fait souffrir : des prises de sang, des radios, un scanner, une IRM, un examen appelé une scintigraphie qui permet de voir les métastases osseuses.

Si vous doutez de la nécessité de ces examens, n'hésitez pas à en parler, demandez des explications. L'équipe est à votre écoute.

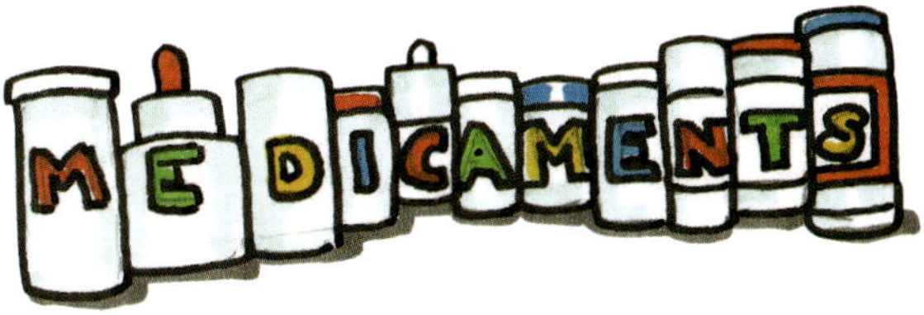

Les médicaments antidouleur

Il existe de nombreux médicaments pour soulager la douleur.

La morphine et les médicaments de la famille de la morphine

La morphine et les médicaments de la famille de la morphine sont les plus puissants pour soulager de nombreuses douleurs.

Les mots médicaux

En jargon, la morphine et sa famille portent différents noms qui veulent tous dire la même chose : ce sont des morphiniques ou des antalgiques forts ou encore des opioïdes. On dit aussi en jargon des antalgiques de palier 3. Antalgique signifie contre la douleur (ant = contre et algie = douleur), opioïde veut dire de la famille de l'opium, car l'opium est à l'origine de la découverte de la morphine.

La peur de la morphine est injustifiée

La morphine est un médicament très utile. Pourtant, beaucoup ont peur de ce mot, car il est souvent associé à l'idée de toxicomanie. Cette peur n'est pas justifiée. Soyez rassuré, quand on a mal, la morphine n'entraîne jamais (oui jamais) de toxicomanie. Elle vous soulage et vous fait du bien.

Beaucoup ont également peur de la morphine, car ils pensent qu'utiliser ce médicament signifie qu'il n'y a plus rien à faire. Ce n'est pas vrai. La morphine peut être utilisée à tous les moments de la maladie et elle peut être arrêtée quand la douleur a disparu.

La morphine est-elle bien supportée ?

Comme tous les médicaments, la morphine peut avoir des inconvénients ; en jargon, on parle d'effets secondaires ou d'effets indésirables.

Les inconvénients de la morphine

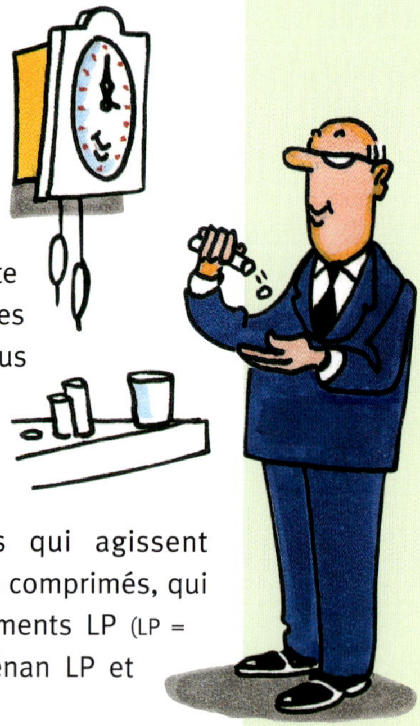

La morphine entraîne toujours une constipation. Il faut toujours la combattre par des laxatifs. Au début du traitement, la morphine peut faire vomir ou donner des nausées. Ces inconvénients s'estompent ensuite tout seuls ou avec des médicaments antinausées ou antivomitifs. La morphine peut aussi vous donner envie de dormir ou vous faire dormir, surtout quand on commence le traitement.

Comment prendre la morphine ?

La morphine est prise en comprimés qui agissent longtemps, pendant 12 heures. En jargon, ces comprimés, qui agissent 12 heures, s'appellent des médicaments LP (LP = Libération Prolongée). Ils portent le nom de Skénan LP et Moscontin LP.

La morphine doit être prise à heure fixe, toutes les 12 heures, même si vous n'avez pas très mal. Il ne faut pas

Vous pouvez vous administrer vous-même de la morphine : la pompe à morphine

attendre que la douleur revienne pour prendre la morphine, afin de ne pas souffrir inutilement.

Parfois, vous n'êtes pas suffisamment soulagé

Si vous avez mal entre deux comprimés de morphine LP, vous prenez des comprimés de morphine qui agissent vite pour calmer la douleur rapidement. Les comprimés de morphine qui agissent vite sont l'Actiskénan et le Sevrédol. En jargon, ces médicaments ont une action immédiate.

Exemple : vous prenez habituellement de la morphine à 8 heures le matin et à 20 heures. Si vous avez mal à midi, vous prenez en plus à midi un comprimé de morphine, qui agit vite.

Le médecin peut vous proposer, quand c'est nécessaire, une méthode pour contrôler vous-même le traitement antidouleur. En quelque sorte, c'est un traitement « sur mesure de la douleur ».

Cette méthode antidouleur est appelée Analgésie Autocontrôlée par le Patient ou AAP ; les médecins disent PCA, un abrégé de trois lettres qui désignent ce système en anglais, c'est-à-dire Patient Control Analgesia (analgésie = antidouleur).

Plus simplement, ce système s'appelle une pompe à morphine.

Pourquoi une pompe à morphine ?

La pompe est un vrai progrès, si vous en avez besoin. Elle améliore beaucoup votre confort de tous les jours.

Voici quelques situations où la pompe à morphine est proposée.

Si vous avez du mal à avaler des comprimés, la pompe antidouleur est une bonne solution. Si la douleur est anarchique et qu'elle doit être atténuée très rapidement, la pompe est très commode. Quand vous supportez mal les comprimés, vous supportez souvent mieux la pompe.

Comment ça marche une pompe à morphine ?

La morphine est injectée dans le corps en continu, soit sous la peau directement (on dit en injection sous-cutanée), soit dans les veines (on dit en injection intraveineuse) par l'intermédiaire d'un petit boîtier préalablement introduit sous la peau par une petite opération (ce boîtier est appelé chambre implantable ou *port à cath*, nous l'avons détaillé page 73). La morphine est injectée en perfusion continue (24 heures sur 24, jour et nuit), grâce à une petite pompe électronique que l'on porte en permanence sur soi (dans son sac, sur l'épaule, dans une banane). La pompe pèse généralement moins d'un kilo. De la pompe sort un petit tuyau qui est relié à la chambre implantable ou à une aiguille placée sous la peau.

Avec cette pompe, vous vivez normalement, vous êtes chez vous et faites ce que bon vous semble.

Si vous avez besoin d'être soulagé, vous pouvez déclencher le système pour qu'il vous injecte une quantité supplémentaire de morphine. Cette quantité supplémentaire est appelée *bolus* en jargon (un *bolus* est un mot anglais qui signifie une injection rapide dans une veine). Beaucoup d'utilisateurs de la pompe disent un bonus de morphine. Cette façon (non médicale) d'appeler la quantité supplémentaire correspond bien à la réalité, c'est un bonus antidouleur !

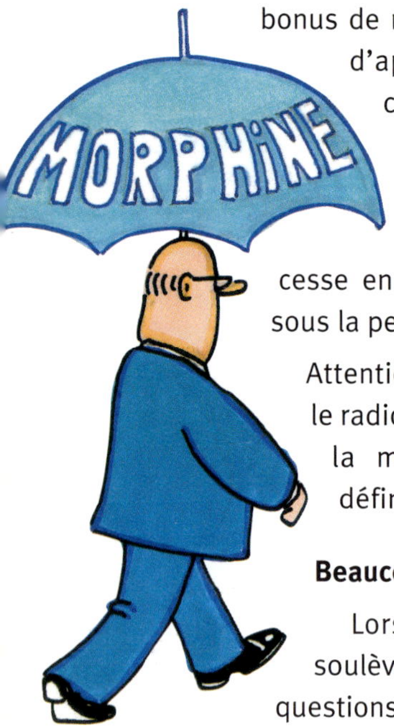

Quand la morphine passe directement dans les veines, la douleur cesse en 5 minutes ; quand elle est injectée sous la peau, la douleur cesse en 30 minutes.

Attention : si vous passez une IRM chez le radiologue, il faut enlever la pompe, sinon la machine qui fait l'examen la met définitivement hors d'usage.

Beaucoup de questions et des craintes

Lorsque la pompe est proposée, elle soulève souvent au départ de nombreuses questions et quelques craintes.

Vous ne risquez pas de prendre trop de morphine

Soyez sans crainte, l'appareil est réglé pour délivrer un nombre limité d'injections supplémentaires. Ce nombre maximal a été fixé par le médecin. Si jamais vous avez besoin d'être davantage soulagé, vous en parlez à votre médecin et le réglage de l'appareil est modifié.

Vous ne risquez pas d'être accro

Beaucoup ont peur de devenir accro à la morphine. Ne vous inquiétez pas, vous ne deviendrez pas toxico. Ici, il s'agit de vous soulager avec un puissant antidouleur et non de vous faire voyager dans des paradis artificiels.

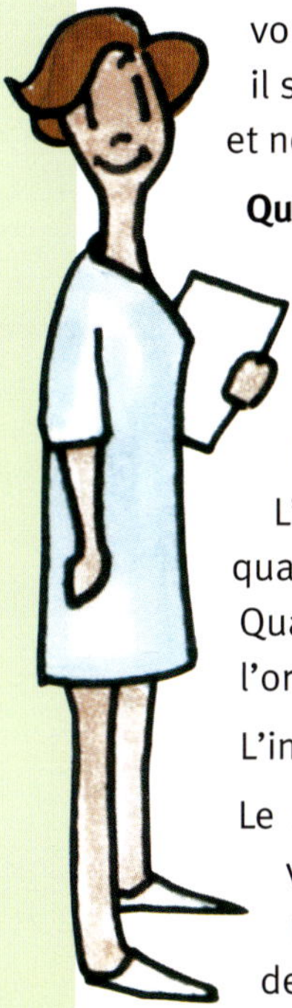

Qui s'occupe de l'appareil ?

Une infirmière vient vous voir tous les jours (même le dimanche et les jours fériés) pour s'occuper de vous, de votre douleur et de la pompe.

L'appareil possède un réservoir qui contient une quantité de morphine suffisante pour plusieurs jours. Quand le réservoir est vide, l'infirmière le remplit selon l'ordonnance du médecin spécialiste.

L'infirmière change le système 1 à 2 fois par semaine.

Le système est muni d'alarme. S'il y a un problème, vous le savez tout de suite. Vous appelez alors le numéro de téléphone que l'on vous a donné, en cas de souci.

Dans tous les cas, tout est organisé par l'équipe et le matériel vous est livré chez vous.

Puis-je aller en vacances avec la pompe ?

Oui bien sûr, vous pouvez aller en vacances avec la pompe. Il faut cependant le signaler à l'avance à l'équipe soignante afin de s'organiser. Vous appelez le médecin qui vous a prescrit la pompe. Celui-ci se met en contact avec une infirmière se trouvant près de l'endroit où vous allez, et qui a été spécialement formée au maniement de la pompe.

Est-ce une infirmière de l'hôpital ou une infirmière privée ?

Souvent, c'est une infirmière libérale (privée). Vous êtes pris en charge à 100 %, vous ne déboursez rien. D'autres fois, c'est une infirmière du service de l'hôpital. Il s'agit alors d'une hospitalisation à domicile ou HAD.

Comment prendre une douche avec une pompe ?

Pour prendre une douche, il faut protéger l'endroit où est placée l'aiguille. Demandez toutes les explications à l'infirmière et organisez-vous avec elle.

D'autres médicaments aussi puissants que la morphine

Quand la morphine est mal supportée ou qu'elle ne soulage pas suffisamment, il y a d'autres médicaments antidouleur de la famille de la morphine qui sont très efficaces. Voici leurs noms : Sophidone, Oxycontin sont des comprimés, Durogésic est un timbre, un patch qui se colle sur la peau et se change tous les 3 jours.

Ces médicaments sont-ils bien supportés ?

Oui, ces médicaments sont en général bien supportés, mais ils peuvent aussi avoir des effets gênants. Ils peuvent constiper et, dans ce cas, il faut prendre des laxatifs, faire dormir, donner envie de vomir (nausées) ou faire vomir quand on commence à les prendre.

Des médicaments antidouleur moins forts que la morphine

Pour calmer la douleur, il existe des médicaments moins forts que la morphine. Le paracétamol est plus connu sous le nom de Doliprane ou d'Efferalgan, mais il porte d'autres noms (Claradol, Dolko...).

Un autre antidouleur est composé de deux médicaments – le paracétamol et la codéine (en jargon, on dit que ces deux médicaments sont associés). L'union faisant la force, la codéine et le paracétamol sont plus puissants ensemble contre la douleur que l'un ou l'autre pris séparément. La codéine est un cousin de la morphine.

Un des médicaments antidouleur les plus connus est le Diantalvic. Ce médicament est composé de paracétamol et de dextropropoxyphène, un cousin de la morphine. Il existe de nombreux autres médicaments identiques, contenant ces deux mêmes substances, mais qui portent des noms différents.

Le tramadol est un autre antidouleur. Il porte différents noms : Contramal, Topalgic, Zamudol.

La Lamaline est un médicament antidouleur composé de trois substances : de la poudre d'opium, du paracétamol et de la caféine pour éviter de dormir.

D'autres médicaments antidouleurs : les anti-inflammatoires

Cette famille de médicaments est bien connue de ceux qui ont des rhumatismes. En jargon, les anti-inflammatoires sont des AINS, et l'aspirine fait partie de cette famille. Ces médicaments soulagent bien la douleur des os, mais il n'est pas possible de les prendre longtemps. Ils risquent de faire mal à l'estomac. Ils sont à éviter quand on a de la tension, du diabète ou quand les artères du cœur sont malades (angine de poitrine) et ils peuvent aussi abîmer les reins. Il existe de nombreux médicaments de cette famille ; voici quelques-uns des noms scientifiques avec entre parenthèses les noms commerciaux : ibuprofène (Advil, Nurofen...), kétoprofène (Profénid, Bi-profénid...), diclofénac (Voltarène), naproxène (Apranax, Naprosyne)... Cette liste n'est pas complète. Il existe de nombreux autres médicaments de cette famille.

Des médicaments antidouleur pour des douleurs particulières

Il n'y a pas une seule douleur, mais différentes sortes de douleurs. La morphine ne soulage pas toutes les sortes de douleurs. Certaines douleurs particulières ont besoin de médicaments qui agissent différemment de la morphine.

De la cortisone pour soulager

Pour soulager les douleurs, on peut aussi prendre de la cortisone. En prenant longtemps ce médicament, on a tendance à faire de la rétention d'eau. La rétention d'eau donne l'impression (réelle) de gonfler et fait prendre des kilos (d'eau). Pour éviter la rétention – qui est due au sel en excès – on vous conseille d'éviter les aliments trop salés et les boissons gazeuses salées.

Il y a des douleurs bizarres

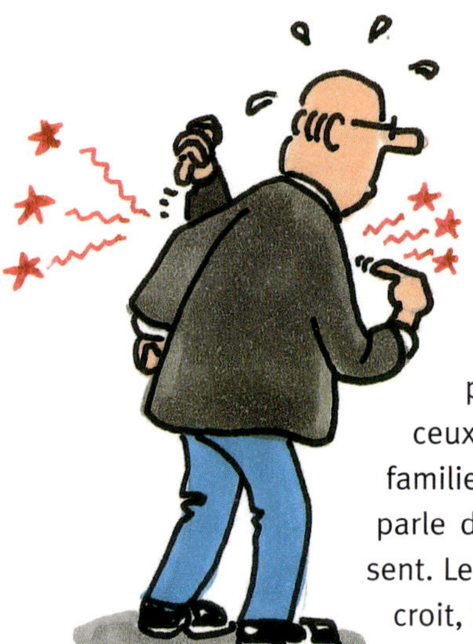

Il y a des douleurs bizarres, mais n'ayez pas peur d'en parler à votre médecin. Dites ce que vous ressentez avec vos propres mots, ceux qui vous sont familiers, car chacun parle de ce qu'il ressent. Le médecin vous croit, il sait que ces douleurs sont réelles et qu'il existe des médicaments pour vous soulager.

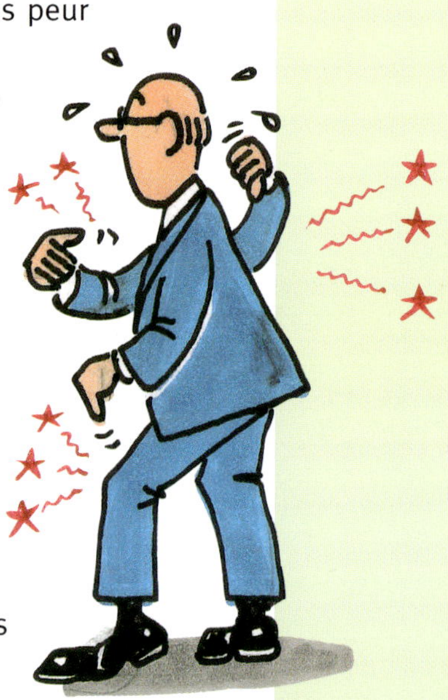

Ces douleurs sont en effet bizarres. Elles donnent l'impression d'avoir des fourmis (c'est désagréable) ou des brûlures sur la peau ou à l'intérieur du corps. Elles peuvent aussi faire des décharges électriques imprévisibles ou donner la sensation qu'un endroit du corps est broyé.

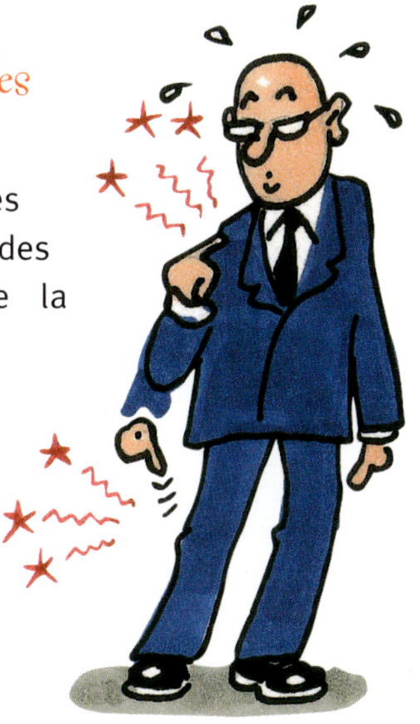

Les médicaments contre les douleurs inhabituelles

Ces douleurs inhabituelles (bizarres) sont soulagées par des médicaments différents de la morphine.

Si vous lisez la notice de ces médicaments, vous verrez qu'ils sont utilisés pour traiter la dépression (antidépresseur) ou l'épilepsie (antiépileptique). Ne vous inquiétez pas, ces médicaments soulagent aussi les douleurs inhabituelles. Ce sont des douleurs neuropathiques (neuro = nerf et pathique = malade).

Sont-ils bien supportés ?

Chacun supporte les médicaments à sa manière. Parfois, ces médicaments antidouleurs bizarres sont bien supportés, d'autres fois non.

Ils peuvent faire dormir, donner des vertiges (faire tourner la tête) ou bien constiper.

Pour qu'ils soient mieux supportés, le médecin augmente petit à petit leur dose.

Certains de ces médicaments sont à prendre le soir. Ainsi, vous dormez mieux la nuit et cela peut vous éviter de dormir dans la journée.

Peut-on arrêter les médicaments antidouleur ?

Oui, on peut arrêter les médicaments antidouleur quand la douleur a disparu. Mais pour arrêter les médicaments antidouleur et ceux de la famille de la morphine, il faut y aller doucement, jamais d'un seul coup. Le médecin vous expliquera comment les arrêter progressivement, car si on arrête ces médicaments du jour au lendemain, on risque de ne pas se sentir bien du tout et de se retrouver à l'hôpital. C'est pour éviter ce problème qu'ils sont arrêtés tout doucement.

Des médicaments pour solidifier les os

Il existe des médicaments qui rendent les os plus solides pour éviter qu'ils ne se cassent à cause des métastases et qui diminuent un peu les douleurs. Il faut les prendre longtemps, pendant plusieurs mois. Ces médicaments sont les bisphosphonates ou diphosphonates. Certains sont des comprimés à prendre entre les repas, d'autres sont donnés tous les mois en perfusion dans les veines (Zométa, Arédia).

Sont-ils bien supportés ?

Les solidificateurs d'os sont généralement bien supportés.

Il n'y a pas que les médicaments antidouleur pour soulager

Pour soulager les douleurs, il existe d'autres méthodes que les médicaments en comprimés ou en perfusion dans les veines.

Les produits radioactifs antidouleur

Pour soulager les douleurs osseuses à différents endroits, il est possible d'utiliser des produits radioactifs : le strontium qui porte le nom de Métastron et le samarium dont le nom est Quadramet. Ce traitement s'appelle la radiothérapie métabolique.

Ces produits sont injectés dans une veine. Pour cela, il faut aller à l'hôpital dans un service spécialisé, le service de médecine nucléaire. Souvent, il faut rester à l'hôpital 1 ou

2 jours. Pour le Quadramet, une partie de l'hospitalisation a lieu pendant une demi-journée, dans une chambre spéciale qui protège les autres personnes des rayons. Au-delà de cette demi-journée, il n'y a plus de problème de rayons pour l'entourage. Petite précaution à prendre cependant pendant quelques jours : éviter de câliner les petits enfants. L'injection ne fait pas mal. Ces substances produisent des rayons qui s'attaquent directement aux métastases des os, ce qui soulage.

Les douleurs ne diminuent pas tout de suite. Il faut attendre 1 à 2 semaines pour ressentir le soulagement. Pendant cette attente, il est bien sûr nécessaire de continuer les autres médicaments antidouleur.

Le soulagement est-il définitif ?

Non, le soulagement dure entre 3 et 6 mois. Si les douleurs reprennent, une nouvelle injection est faite et l'on peut refaire autant d'injections que nécessaire.

Le corps supporte-t-il bien les produits radioactifs ?

Les produits radioactifs agissent sur le sang : ils font baisser un peu les globules rouges (qui apportent l'oxygène dans le corps), les globules blancs (qui nous défendent contre les infections) et les plaquettes (qui évitent de saigner).

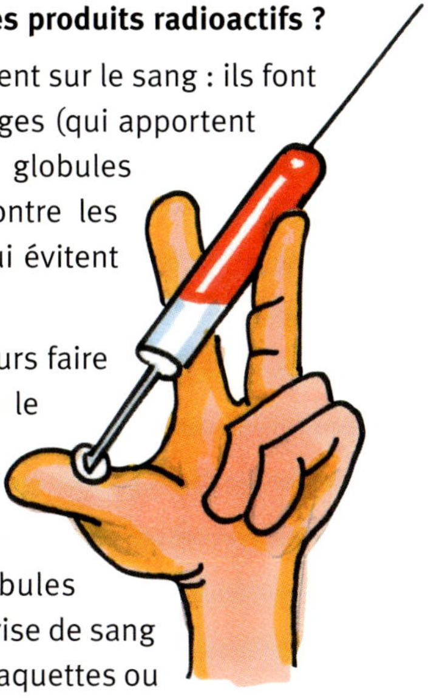

Avant l'injection, il faut toujours faire une prise de sang pour voir si le corps peut supporter le produit radioactif. Elle permet de savoir s'il y a suffisamment de globules rouges, de globules blancs et de plaquettes. Cette prise de sang s'appelle en jargon une NFS + plaquettes ou numération + plaquettes.

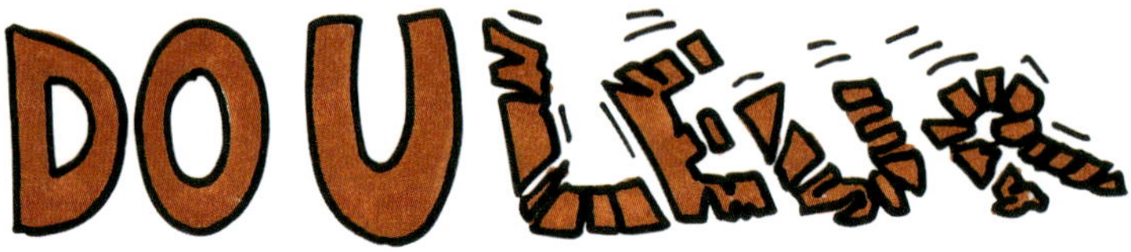

Ce traitement est-il toujours actif ?

Les produits radioactifs soulagent très souvent, 7 fois sur 10, mais parfois ils ne sont pas suffisamment efficaces.

Précision : les produits radioactifs s'attaquent aux métastases qu'ils rendent indolores un certain temps, mais ils ne les font pas toutes disparaître. Ils ne traitent pas la prostate. Ils sont utilisés contre la douleur.

Des rayons antidouleur

Nous avons déjà parlé des rayons qui sont utilisés pour tuer les cellules cancéreuses de la prostate. Les rayons permettent aussi de soulager les douleurs des os et d'éviter que l'os ne se casse. Ils sont dirigés précisément sur la métastase qui fait mal. Pour être soulagé, il faut plusieurs séances de rayons sur un même endroit et donc venir à l'hôpital pour chaque séance. Avant d'être soulagé, 15 jours à 1 mois se passent. En attendant, il faut bien sûr continuer à prendre les médicaments antidouleur.

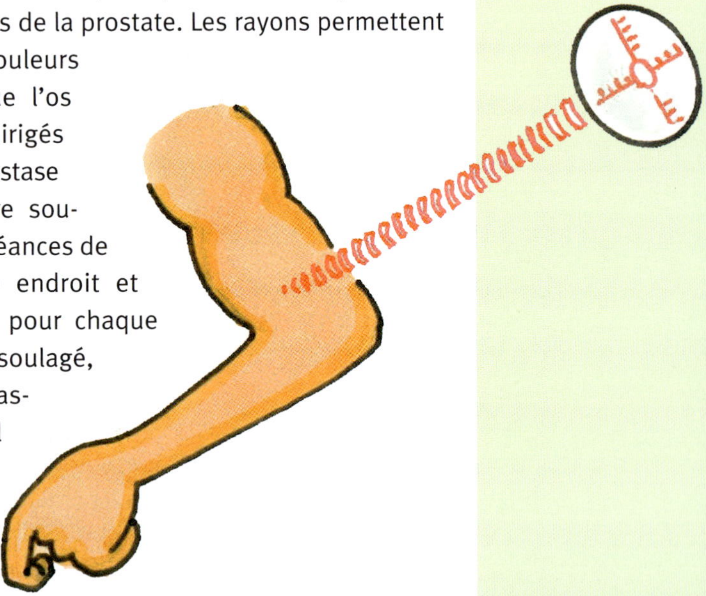

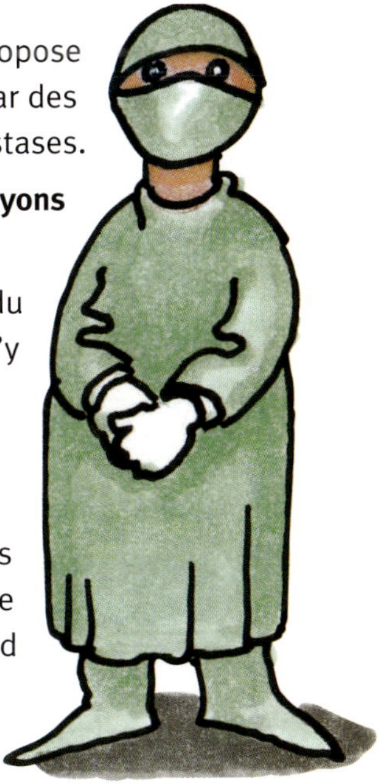

Parfois, après les rayons, on vous propose de compléter le traitement antidouleur par des produits radioactifs pour les autres métastases.

Peut-on traiter la même zone par les rayons plusieurs fois ?

Non, généralement quand une zone du corps a eu une série de rayons, on n'y revient pas.

Une opération antidouleur

On peut aussi parfois opérer si un os est cassé (fracture) ou s'il risque de se casser à cause d'une métastase qui le rend fragile.

L'opération immobilise la fracture ou la zone fragile, ce qui soulage la douleur et permet de se servir de ses bras ou de ses jambes sans douleur. Par exemple, s'il existe une métastase sur l'os de la cuisse (le fémur), l'opération permet de ne plus avoir mal et de très vite remarcher (la douleur empêchant de marcher).

Après l'opération, on peut faire des rayons pour agir plus efficacement sur la métastase osseuse.

Quand il y a une métastase sur une vertèbre au niveau de la colonne vertébrale, on peut également faire une opération. Elle soulage, évite de rester couché et d'être paralysé (si la colonne vertébrale se casse, le risque est d'être paralysé).

Du ciment antidouleur

On peut injecter un ciment pour solidifier l'os et soulager la douleur en 2 jours. Le ciment est administré dans l'os par une piqûre. Il faut être endormi quelques minutes pour l'injection du ciment et rester à l'hôpital 2 à 3 jours. En jargon, c'est une cimentoplastie (cimento = ciment et plastie = réparer). Ce traitement est surtout utilisé pour les métastases de la colonne vertébrale ou de la hanche.

On peut « couper les vivres » à la métastase

Pour soulager les douleurs, on peut aussi couper les vivres à la métastase (on l'affame). Pour cela, on bouche les vaisseaux (les artères) qui alimentent la métastase « afin qu'elle meure de faim ». Pour atteindre les vaisseaux de la métastase, on introduit un petit tuyau (un cathéter) dans une artère (en général, dans l'artère de l'aine : l'artère fémorale). Le tuyau est ensuite poussé jusqu'à la zone à traiter.

Une fois la métastase atteinte, on injecte un anticancéreux, puis on bouche les vaisseaux de la métastase (boucher les vaisseaux s'appelle une embolisation. Ce traitement est une chimio-embolisation artérielle – chimio = agent anticancéreux). Pour ce traitement, il faut être hospitalisé quelques jours. Après le traitement, il y a souvent des douleurs pendant quelques jours qui sont calmées par de la morphine.

On peut « brûler » la métastase à l'alcool

Pour soulager la douleur, une autre méthode consiste à introduire de l'alcool pur dans la métastase de l'os, à l'aide d'une piqûre. La douleur diminue ou disparaît en 2 jours. En jargon, c'est une alcoolisation d'une métastase.

Il n'y a pas que les douleurs à soulager

Si vous n'avez pas le moral, n'hésitez pas à en parler. Dites-le à votre médecin ou parlez-en à l'équipe douleur ou de soins palliatifs. Vous pouvez être aidé.

Si vous êtes fatigué parce que vous n'avez pas assez de globules rouges (anémie), il existe des solutions. On peut vous soulager en vous prescrivant du fer, ou en vous donnant des globules rouges par des transfusions de sang, ou encore des médicaments comme l'EPO (érythropoïétine).

Être traité chez soi comme à l'hôpital

Aujourd'hui, il est possible de faire venir l'hôpital chez soi, au lieu de s'y rendre pour le traitement. C'est l'hospitalisation à domicile ou HAD. Lorsque cette solution est possible, votre médecin et l'équipe douleur ou l'équipe de soins palliatifs vous proposent que vous soyez traité ainsi chez vous.

L'équipe peut aussi vous apporter de l'aide pour votre vie de tous les jours. Elle peut s'occuper de contacter les services sociaux, pour que vous bénéficiez, par exemple, de l'aide d'une assistante sociale, d'une aide ménagère, de l'aide de bénévoles ou que l'on vous porte vos repas à domicile.

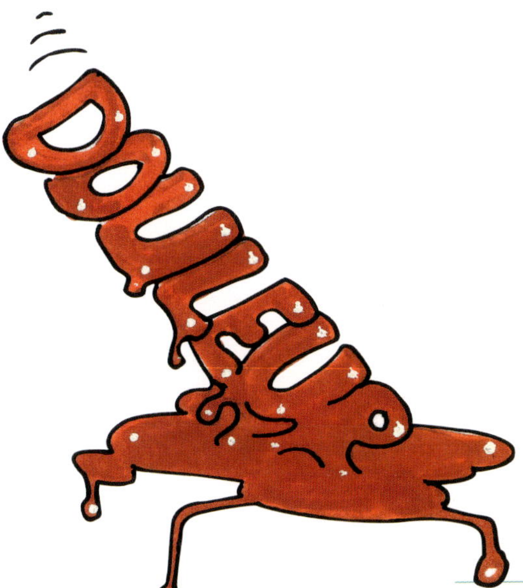

Et la vie continue ...

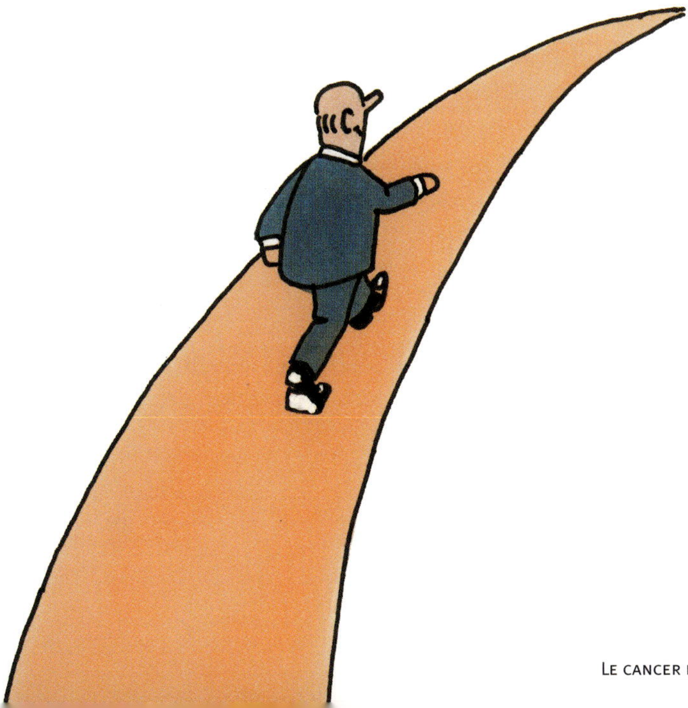

Pendant le traitement et après, vous êtes suivi régulièrement par votre généraliste, l'urologue, le radiothérapeute ou l'oncologue (spécialiste du cancer).

Quel que soit votre traitement, vous faites régulièrement des dosages du PSA.

LE PSA APRÈS LE TRAITEMENT

Le PSA quand la prostate a été enlevée

Le PSA est à 0 ou quasiment. En réalité, il est rarement écrit 0 sur les résultats du laboratoire, c'est un problème purement technique lié aux machines qui font les analyses et qui ne sont pas réglées pour le 0. Vous lisez 0,01 ou 0,07 mais cela veut dire 0, ne vous inquiétez pas.

Si le PSA remonte et dépasse 0,5, on peut vous proposer de faire des rayons ou le traitement hormonal.

Le PSA après les rayons ou la curiethérapie

Le PSA redescend doucement. Parfois, le PSA a des hauts et des bas, il monte et redescend, puis il finit par se stabiliser. C'est pourquoi, il faut toujours vérifier plusieurs fois le PSA avant d'affirmer qu'il remonte vraiment. Si le PSA monte pendant plusieurs mois de suite (pendant 9 mois en général), le traitement hormonal vous est proposé. On ne peut pas refaire des rayons ni vous opérer.

Le PSA avec le traitement hormonal

Avec le traitement hormonal, le PSA est très bas et doit le rester. Si le PSA remonte, il faut d'abord vérifier par une analyse de sang que les piqûres agissent bien.

Lorsque le PSA n'est pas bas, les médecins parlent d'échappement hormonal. Ceci signifie que le cancer est devenu insensible au traitement. Que faire dans ce cas ?

La réponse n'est pas simple. La solution est individuelle, elle tient compte de nombreux éléments personnels : de votre âge, du taux de PSA et de votre état de santé.

Le but du traitement n'est pas d'avoir un PSA à 0, mais que vous alliez bien, que vous n'ayez pas mal et que la maladie soit contrôlée, c'est-à-dire stable.

Quoi qu'il en soit, il n'y a pas que le PSA qui compte. Le but du traitement n'est pas d'avoir un PSA à 0, mais que vous alliez bien, que vous n'ayez pas mal et que la maladie soit contrôlée, c'est-à-dire stable.

Voici schématiquement les solutions que l'on peut vous proposer.

Si le cancer est stable, on peut vous proposer de vous revoir régulièrement, il sera toujours temps d'envisager un traitement si la situation se modifie.

On peut aussi vous proposer une chimiothérapie *(détaillée page 70)* ou des médicaments, qui peuvent être des anti-androgènes *(détaillés page 66)*.

Si l'on vous prescrit de la cortisone en comprimés, il faut la prendre le matin et non le soir, car elle peut empêcher de dormir. Sous cortisone, on se sent mieux, mais il faut éviter de manger des aliments salés (la cortisone entraîne une rétention d'eau et le sel retient l'eau).

On peut également vous donner des comprimés d'estrogènes (une hormone femelle) pour ralentir le cancer. Le médicament utilisé est le Distilbène.

Un autre médicament, l'estramustine, est composé de deux substances : d'un estrogène (le même que celui du Distilbène) et d'un agent anticancéreux (une moutarde azotée).

Que faire en cas de douleurs au niveau des os ?

Si vous avez mal au niveau de certains os, il y a des solutions pour vous soulager *(voir en détail pages 82 à 99)*.

La vie de tous les jours

Il n'y a pas que le PSA. Le médecin vous demande aussi comment vous allez, si votre sexualité vous soucie ou non, si vous avez des fuites d'urine, si vous allez bien à la selle, si vous avez mal quelque part.

Parfois, il y a des fuites d'urine

Que signifie fuite d'urine ?

Après l'opération, une fuite d'urine, c'est quelques gouttes qui s'échappent au cours d'un effort : en se levant d'une chaise, en sortant de voiture, en rigolant, en toussant ou en éternuant, bref quand on contracte son ventre, c'est-à-dire les abdominaux. Ces fuites se produisent aussi en fin de journée, quand on est fatigué. Après l'opération, les fuites sont fréquentes, mais elles ne durent généralement pas longtemps.

Après les rayons, les fuites sont différentes. Ce sont surtout des envies pressantes que l'on a beaucoup de mal à retenir (en jargon, ce sont des envies impérieuses ou impériosités).

À quoi sont dues les fuites ?

Les fuites d'urine peuvent avoir deux causes. Elles peuvent être dues à un problème de vessie qui se contracte sans raison (anarchiquement) ou à un problème du mécanisme antifuite qui est trop lâche (le sphincter manque de tonus).

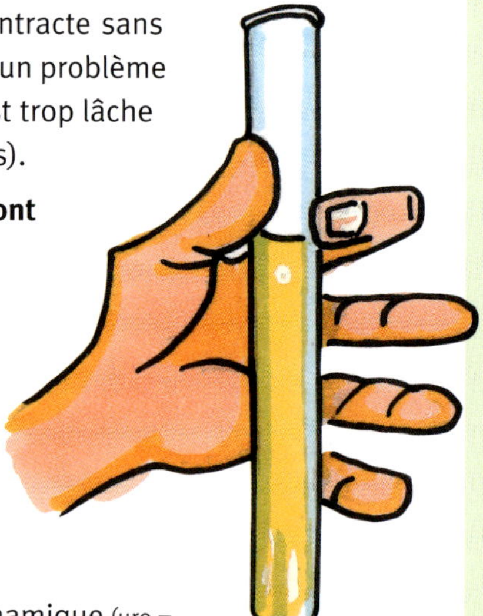

Comment savoir à quoi sont dues les fuites d'urine ?

Pour savoir si les fuites sont dues à la vessie ou au manque de tonus du mécanisme antifuite, le médecin peut vous demander de passer un examen portant un nom compliqué : un examen urodynamique (uro = urine et dynamique = comment ça marche).

• Vous passez un examen pour comprendre à quoi sont dues les fuites

Avant de passer cet examen, on vous demande de faire une analyse d'urine pour vérifier si les urines ne sont pas infectées (un ECBU ou Examen CytoBactériologique des Urines).

Cet examen dure environ 2 heures, vous n'avez pas besoin d'être hospitalisé. Il consiste à introduire par la verge un fin tuyau (appelé cathéter) muni d'un capteur pour faire des mesures. Par le cathéter, on remplit votre vessie progressivement et le capteur mesure comment elle se comporte.

Vous recevez un compte rendu de cet examen bourré de chiffres et de courbes. C'est du chinois pour vous. Un décryptage est nécessaire.

Les MOTS MÉDICAUX

Décryptage du jargon du compte rendu

Lisez directement la conclusion du compte rendu. Voici la signification des mots à comprendre :

Vessie stable : cela veut dire que la vessie ne se contracte pas anarchiquement. Les fuites ne sont pas dues à la vessie.

Vessie instable : cela signifie que la vessie se contracte anarchiquement et que les fuites sont dues à l'anarchie de la vessie.

Pression de clôture : cette expression désigne la force du mécanisme antifuite (la force de contraction du sphincter).

Si vous lisez que la pression de clôture est basse, le mécanisme antifuite manque de tonus ; si vous lisez que la pression de clôture est élevée, le mécanisme antifuite est en forme et se referme bien.

Les solutions antifuites

Les médicaments antifuites

Quand la vessie se contracte anarchiquement, le médecin vous prescrit des médicaments qui bloquent ses contractions anarchiques. Ils relaxent la vessie, bref, ils la rendent plus cool. Le nom de famille de ces médicaments est compliqué, ce sont des anticholinergiques encore appelés parasympathicolytiques.

Lorsque vous les prenez, il se peut que vous ayez la bouche sèche, car ils diminuent la quantité de salive. Ils agissent au niveau des yeux et vous ne pouvez pas les prendre si vous avez un glaucome (excès de pression dans les yeux).

Ces médicaments portent les noms suivants : Céris, Ditropan, Vésicare.

Petite précision : Les médicaments anticholinergiques agissent sur le système nerveux parasympathique. C'est un système nerveux inconscient qui contrôle de nombreux organes, en particulier les glandes qui fabriquent la salive, celles qui fabriquent du liquide à l'intérieur des yeux et bien sûr la vessie. C'est pour cela qu'ils peuvent donner la bouche sèche et que le glaucome ne permet pas de les utiliser.

La rééducation antifuite

Si le mécanisme antifuite manque de tonus, le médecin vous prescrit des séances de rééducation *(détaillées page 49)*.

Vous faites cette rééducation avec l'aide d'un kinésithérapeute spécialisé. Il faut faire au moins 10 séances et poursuivre la rééducation tant que la situation s'améliore. Généralement, les fuites diminuent petit à petit. Cela demande de la patience. Ensuite, vous faites le point avec l'urologue. Si les fuites vous gênent toujours au bout d'un an, il y a deux solutions.

- La première solution consiste à injecter, par les voies naturelles, une pâte qui vient colmater le dispositif antifuite.
- La seconde solution est une opération, qui consiste à mettre en place un sphincter artificiel, c'est très rare.

La sexualité après le traitement

Les rayons et l'opération perturbent toujours la sexualité, l'érection et l'éjaculation. Quant au désir sexuel, il diminue souvent quand on a un cancer de la prostate.

Avez-vous des problèmes d'érection ?

Si vous avez un problème d'érection, n'hésitez pas à en parler à votre médecin. Il s'agit de votre intimité et c'est difficile d'en parler. Essayez pourtant de ne pas garder ce problème secret, car il existe des solutions pour vous aider.

Pourquoi des problèmes d'érection ?

Les rayons et l'opération abîment les nerfs qui permettent l'érection (autrement dit bander), car ces nerfs sont collés à la prostate.

En langage médical, avoir des problèmes d'érection s'appelle impuissance. Lorsqu'il est impossible d'avoir une érection, l'impuissance est complète. Lorsque l'érection manque de force (vous bandez mou), les médecins disent que l'impuissance est incomplète.

Après l'opération, l'impuissance, si elle a lieu, se produit immédiatement. Après les rayons, les problèmes d'érection arrivent progressivement, en 1 à 2 ans.

Est-ce définitif ?

Les problèmes d'érection ne sont pas toujours définitifs. L'érection peut revenir quand vous vous sentez mieux.

Y a-t-il des solutions ?

Oui, il existe plusieurs solutions pour améliorer la situation.

- Première solution : les médicaments qui stimulent l'érection – le Cialis, le Lévitra et le Viagra.

Ce ne sont pas des aphrodisiaques. Pour qu'ils marchent, il faut du désir et une excitation sexuelle. Ces médicaments en comprimés sont pris avant les rapports sexuels.

Sont-ils toujours actifs ? Non pas toujours ; pour que ces médicaments marchent, il faut que les nerfs de l'érection fonctionnent encore.

Attention prudence ! Si vous avez un problème cardiaque, consultez d'abord le cardiologue avant de prendre ces médicaments. Ils ne doivent pas être pris si vous avez de l'angine de poitrine et que vous prenez, pour la traiter, des médicaments appelés les dérivés nitrés.

• Deuxième solution : les médicaments qui provoquent l'érection - Edex, Caverject.

Ces médicaments provoquent une érection même sans excitation sexuelle. Il faut d'abord apprendre à les utiliser. Ces médicaments sont des piqûres à faire dans la verge, juste avant les rapports. L'aiguille est très fine et l'injection n'est pas douloureuse ou presque.

Attention ! Si votre érection se maintient plus de 3 heures après l'injection, consultez en urgence un urologue à l'hôpital.

• Autre solution possible : on peut vous proposer une prothèse pénienne. C'est une opération qui consiste à mettre en place dans la verge des tuteurs. Quand la prothèse a été mise, la verge est rigide en permanence.

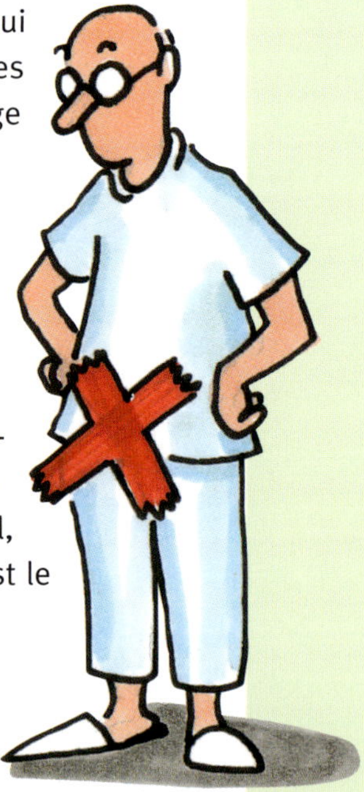

Avez-vous un problème d'éjaculation ?

Après l'opération, le plaisir (l'orgasme) est conservé, mais vous n'avez plus d'éjaculation (le sperme ne sort plus).

Après les rayons (curiethérapie ou radiothérapie externe), vous pouvez éjaculer, mais la quantité de sperme est plus faible. C'est normal, car la prostate a été brûlée par les rayons (c'est le but des rayons).

Y a-t-il un traitement ?

Non, il n'y a pas de traitement pour améliorer l'éjaculation.

La sexualité et le traitement hormonal

Le traitement hormonal supprime le désir car il stoppe la fabrication de l'hormone mâle (la testostérone). L'impuissance existe quasiment toujours.

Êtes-vous gêné pour uriner ?

Si vous êtes gêné pour uriner, l'urologue peut vous proposer de vous opérer par les voies naturelles, pour enlever la partie de la prostate qui vous empêche d'uriner correctement. Cette opération porte le nom compliqué de Résection Transurétrale de la Prostate ou RTUP.

On peut vous opérer : la résection transurétrale de la prostate

La résection transurétrale de la prostate ou RTUP consiste à raboter (résection) l'intérieur de la prostate par petits copeaux (résection = enlever, supprimer, trans = en passant par, transurétrale = en passant par l'urètre). Pour cette opération, le ventre n'est pas ouvert, elle se fait par les voies naturelles, c'est-à-dire en introduisant les instruments par la verge.

Après l'opération, vous avez une sonde urinaire qui permet de laver en permanence la vessie, afin d'évacuer les caillots de sang qui se forment. Les urines sont rouges au début, puis elles deviennent claires en quelques jours. Quand la sonde est enlevée (ablation de la sonde), on vérifie toujours que vous pouvez uriner sans problème.

Quand on ne peut pas vous opérer

Quand on ne peut pas vous opérer, une sonde urinaire gardée en permanence permet d'uriner. Cette sonde est un tuyau qui est passé par la verge et poussé jusque dans la vessie. L'urine s'écoule alors toute seule par la sonde. Une poche, fixée au tuyau, recueille l'urine en permanence. Cette sonde est gardée en permanence (c'est une sonde à demeure, c'est-à-dire permanente).

Parfois, les reins sont bloqués et il faut les débloquer

Le déblocage des reins peut se faire par les voies naturelles. Pour cela, un tuyau introduit par la verge est poussé jusqu'au rein afin d'évacuer l'urine. En jargon, le tuyau de déblocage s'appelle une sonde double J.

Si le déblocage par les voies naturelles n'est pas possible, une autre méthode est utilisée : on introduit directement dans les reins un tuyau par une piqûre dans le dos. En jargon, ce déblocage s'appelle une néphrostomie (néphro = rein et stomie = ouverture à la peau ; l'urine fabriquée par les reins est alors évacuée par le tuyau qui sort par la peau). Le tuyau est changé 2 fois par an. Quand la situation le permet, on enlève le tuyau dans le dos et on le remplace par une sonde double J, dont nous avons parlé un peu plus haut.

Conseils pratiques

Ce qu'il faut faire quand on a une sonde urinaire en permanence

Une infirmière peut vous aider pour que tout se passe bien

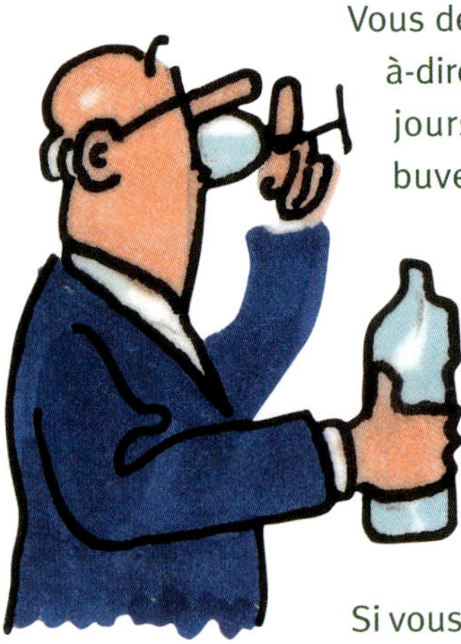

Vous devez boire suffisamment, c'est-à-dire au moins 1,5 litre tous les jours. Comment savoir si vous buvez assez ? C'est simple, la poche de recueil des urines, qui est graduée, indique ce que vous avez bu.

Les urines doivent être claires, limpides. Si elles ne le sont pas, c'est que vous ne buvez pas assez.

Si vous avez de la fièvre, appelez votre médecin.

La poche

La poche est vidée à chaque fois qu'elle est pleine. Chaque semaine, elle est remplacée par une poche neuve.

La poche de recueil de l'urine doit être bien placée : elle doit être fixée à la cuisse si vous êtes debout et posée par terre si vous êtes au lit. Si la poche est trop haute, l'urine risque de refluer dans la vessie (la vessie est située dans le bas du ventre).

La surveillance et le nettoyage de la sonde et de la verge

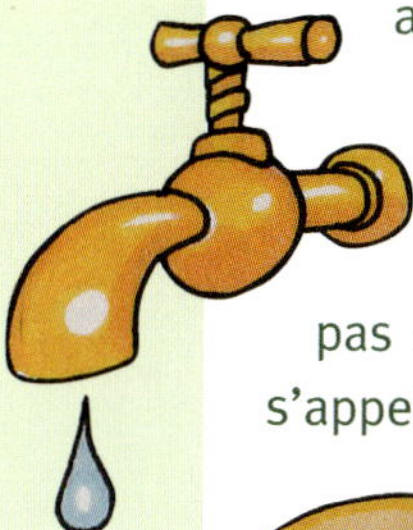

Si vous avez en permanence une sonde urinaire (encore appelée sonde vésicale), il est nécessaire d'en prendre soin tous les jours.

Vous devez toujours vérifier que la peau du bout de la verge recouvre toujours bien le gland (si vous n'êtes pas circoncis). La peau qui recouvre le bout de la verge s'appelle le prépuce.

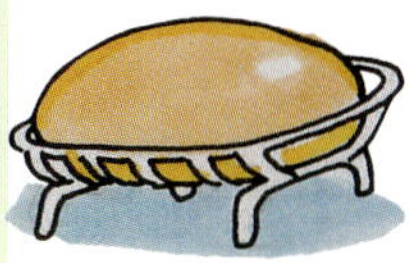

Pourquoi vérifier que le prépuce recouvre toujours le gland ?

Pour éviter des ennuis. Si le gland reste découvert en permanence, la peau du prépuce forme un anneau qui se resserre et étrangle le bout de la verge. C'est douloureux. Il faut desserrer l'étranglement par une petite opération chirurgicale.

Les MOTS MÉDICAUX

VOCABULAIRE : L'ÉTRANGLEMENT DU BOUT DE LA VERGE S'APPELLE EN JARGON UN **PARAPHIMOSIS.**

IL FAUT NETTOYER, CHAQUE JOUR, LE BOUT DE LA VERGE ET LA SONDE À CE NIVEAU À L'EAU ET AU SAVON.

Prévenir le cancer de la prostate

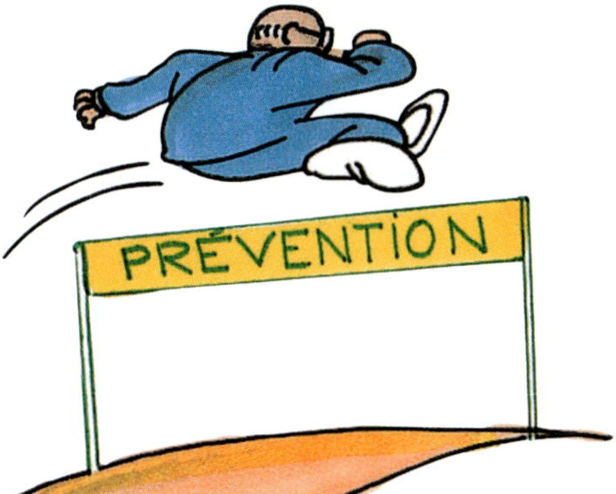

Prévenir le cancer, nous en rêvons tous, médecins, non-médecins, scientifiques, politiques...

Vous vous posez à juste titre la question de savoir si l'on peut prévenir le cancer de la prostate. La réponse est oui certainement, mais on ne peut pas supprimer tous les cancers de la prostate.

Beaucoup d'informations circulent sur la prévention du cancer, certaines sont justes, d'autres le sont moins. À vrai dire, on n'a peu de certitudes sur la façon de prévenir précisément le cancer de la prostate.

Nous avons fait pour vous le tour de ce que l'on commence à savoir aujourd'hui et de ce dont on est moins sûr.

L'alimentation joue un rôle important

L'alimentation est un élément important pour prévenir le cancer de la prostate, on le sait. Par exemple, les Japonais et les Chinois ont moins de cancers de la prostate dans leur pays d'origine que les habitants des États-Unis. Mais la fréquence du cancer de la prostate devient égale à celle des Américains quand les Chinois et les Japonais émigrent aux États-Unis. Cette augmentation du nombre de cancers pour les immigrés chinois et japonais est liée au changement d'alimentation entre leur pays d'origine et les États-Unis.

Manger beaucoup de fruits et légumes (au moins 5 portions par jour) permet de prévenir les cancers.

Actuellement, les experts estiment que le tiers ou la moitié des cancers sont liés à l'alimentation. Tous les experts sont d'accord sur les bénéfices des fruits et des légumes : manger beaucoup de fruits et légumes (au moins 5 portions par jour) permet de prévenir les cancers.

Les mauvaises graisses favorisent les cancers

On sait que les mauvaises graisses favorisent la survenue des cancers. Les mauvaises graisses (appelées graisses

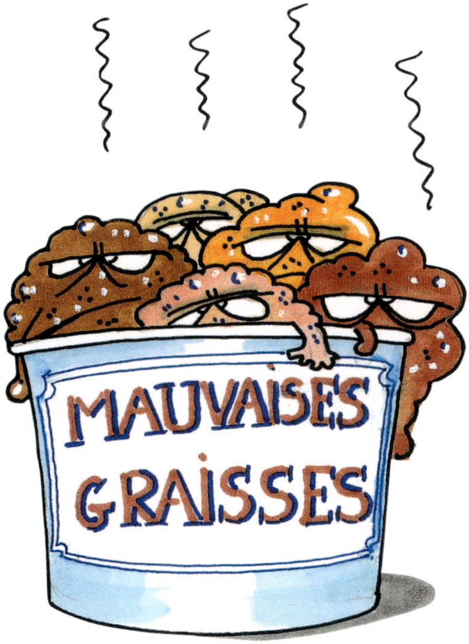

saturées) sont celles que l'on trouve dans les laitages entiers (lait entier, beurre, fromages), dans les charcuteries grasses (saucisson, rillettes, gras des charcuteries), dans les viennoiseries, dans les viandes grasses (entrecôte, agneau, côte de porc...) et dans beaucoup de plats cuisinés tout préparés. Les mauvaises graisses sont celles qui donnent du cholestérol. Ainsi, une alimentation anticholestérol est également bonne pour prévenir le cancer.

Il n'est pas question de supprimer ces aliments, mais d'en réduire les quantités. Quoi qu'il en soit, nous avons tous tendance à manger trop de mauvaises graisses et nous ne nous en rendons pas compte. Une alimentation française habituelle peut apporter 60 grammes de mauvaises graisses par jour, alors que les experts en recommandent un maximum de 20 grammes par jour. En modifiant, sans nous priver, notre façon de manger, nous pouvons facilement arriver à ce que recommandent les experts.

Si vous avez un cancer, on sait que les mauvaises graisses le rendent plus agressif. Si vous consommez moins de mauvaises graisses le cancer sera moins actif.

Manger des tomates, c'est bon pour la prostate

Les tomates semblent protéger du cancer de la prostate. La substance protectrice contenue dans les tomates serait le lycopène : c'est elle qui donne la couleur rouge aux tomates, mais aussi au pamplemousse rose et à la pastèque. Le lycopène des tomates est mieux assimilé par le corps quand les tomates sont cuites : sauce tomate, concentré de tomates, Ketchup, potage, jus de tomate, bolognaise. Avec un peu d'huile, le lycopène est encore mieux assimilé par le corps.

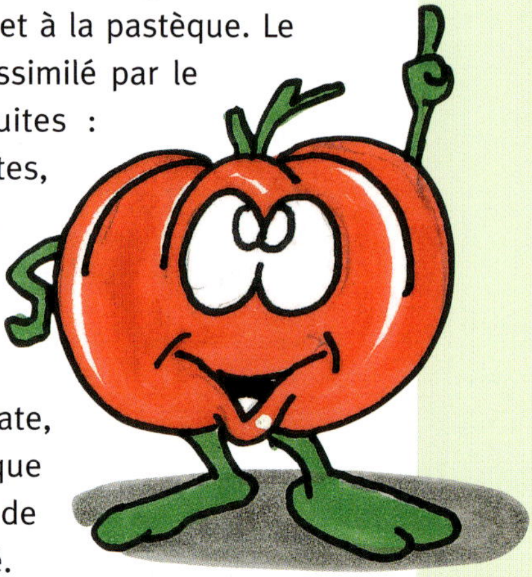

Si vous avez un cancer de la prostate, des études sérieuses ont montré que les tomates ou les aliments à base de tomates en diminuaient l'agressivité.

En cas de cancer, les tomates diminuent le PSA, ce qui signifie que le cancer est moins actif.

En réalité, il faut manger beaucoup de tomates, au moins 10 fois par semaine, pour qu'il y ait un effet. C'est facile à dire, mais assez difficile à faire tous les jours, mais ça marche.

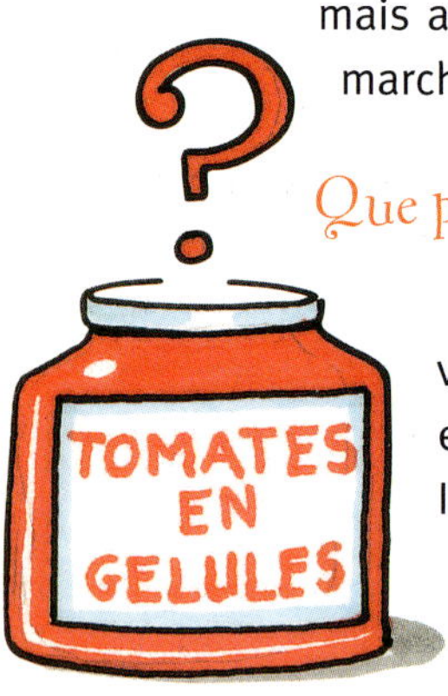

Que penser du lycopène vendu en capsule ?

Pour être franc, actuellement on ne sait pas vraiment si le lycopène en capsule – vendu en pharmacie, en parapharmacie ou sur Internet – est bénéfique contre le cancer de la prostate. La plupart des études ont été faites avec des tomates et non avec des capsules. À vrai dire, les chercheurs pensent que le lycopène n'est pas la seule substance protectrice contenue dans les tomates.

Mémo

Qu'est-ce que les antioxydants ?

Un antioxydant est une substance qui neutralise ce que l'on appelle les radicaux libres qui détériorent le fonctionnement des cellules, les font vieillir et favorisent les cancers. Les radicaux libres proviennent de l'utilisation de l'oxygène par les cellules (grosso modo, ce sont des déchets toxiques). Le lycopène, le sélénium, la vitamine C et la vitamine E sont des antioxydants, mais il en existe d'autres.

Le sélénium

Le sélénium est un antioxydant qui pourrait prévenir le cancer de la prostate. Actuellement, il y a de bonnes raisons de penser que le sélénium est bon contre le cancer de la prostate. Pour en être sûr, une grande étude très sérieuse a été entreprise aux États-Unis. Dans quelques années, on en connaîtra les résultats et on saura alors si le sélénium en capsule protège ou non du cancer de la prostate.

Quels sont les aliments riches en sélénium ?

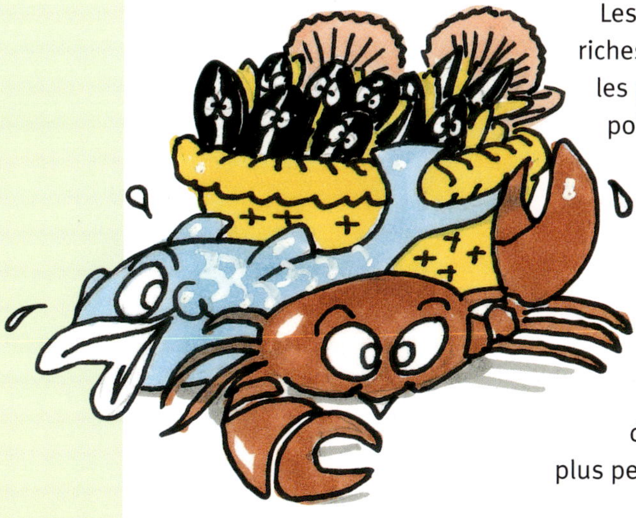

Les aliments les plus riches en sélénium sont les produits de la mer – poissons, coquillages, crustacés – mais aussi la viande et les céréales complètes.

Les œufs et les produits laitiers contiennent aussi du sélénium mais en plus petite quantité.

La vitamine E

La vitamine E est un antioxydant puissant.

Il semble que la vitamine E, prise durant des années en complément alimentaire (en capsule), puisse prévenir le cancer de la prostate.

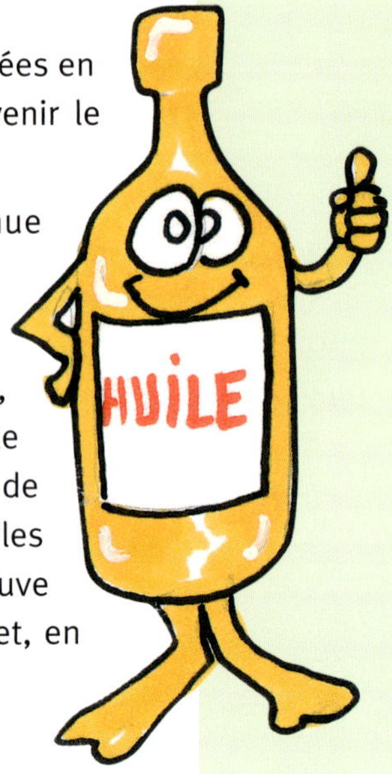

Une alimentation riche en vitamine E diminue également le risque de cancer de la prostate.

Quels sont les aliments riches en vitamine E ?

La vitamine E se trouve dans les huiles végétales, l'huile de germe de blé étant celle qui en contient le plus. Les huiles de tournesol, de maïs et de pépins de raisin en contiennent 2 à 3 fois plus que les huiles d'arachide, de soja et d'olive. La vitamine E se trouve aussi dans les amandes, les noisettes et les noix et, en faible quantité, dans les légumes verts.

Et le soja ?

La consommation de lait de soja (plus d'un verre par jour) ou de tofu (encore appelé fromage de soja) ou de pain au soja pourrait prévenir le cancer de la prostate. Mais cela reste à démontrer. Précision : le tofu est beaucoup consommé au Japon et en Chine et par les végétariens.

Quant au « soja » que l'on trouve chez le marchand de légumes, ce n'est pas du soja, c'est du mungo qui n'a pas de vertu préventive.

Peut-on prévenir le cancer de la prostate par des médicaments ?

En 2005, la réponse est actuellement non.

Et le vin ?

Pour le vin, tout est question de quantité. Au-dessus de 3 verres par jour pour l'homme et 2 verres par jour pour la femme, il est toxique pour le corps et favorise le cancer. En dessous de ces quantités, le vin pourrait être bénéfique.

Parlez-en avec votre médecin

Plus de 30 % des hommes prennent des produits naturels, antioxydants, vitamines, minéraux et herbes médicinales, pour réduire le risque de cancer de la prostate, mais il n'est pas prouvé que tous ces produits sont bénéfiques. Le plus souvent, le médecin ne sait pas que vous prenez ces produits. C'est un peu dommage, n'hésitez pas à en parler.

Internet et la prostate

Si vous cherchez des informations sur Internet, vous en trouverez beaucoup. Mais comme toujours sur Internet, vous y trouverez le meilleur et le pire. Faire le tri n'est pas facile. Si vous dénichez une information qui vous convient, parlez-en à votre médecin, c'est plus sûr.

Vous avez sur Internet des informations sur les traitements dont nous parlons dans ce livre. Ces traitements (chirurgie, rayons, médicaments anticancéreux et anti-douleur) sont bien connus et ils ont fait leurs preuves. Ce sont des références.

Les autres traitements ne sont que des solutions complémentaires. Ils ne peuvent pas remplacer les traitements qui ont fait leurs preuves, même s'ils sont présentés de façon alléchante. Vous trouvez souvent des témoignages invérifiables et qui peuvent ne pas vous convenir, ou pire, être mensongers. Ces témoignages, pour paraître sérieux, sont souvent accompagnés d'un langage scientifique jargonneux qui est là pour mieux vous égarer (vous pigeonner). La plupart d'entre eux sont fantaisistes et n'ont pas fait leurs preuves. Si vous voulez les essayer, pourquoi pas, mais parlez-en quand même à votre médecin, c'est notre conseil.

Index

Du même auteur

Le cholestérol, Philippe Giral, Emmanuel Cuzin (Édition Belin 2003)

La crise cardiaque, Pr Nicolas Danchin, Dr Emmanuel Cuzin (Édition Belin 2004)

Docteur, j'ai la prostate, Pr François Desgrandchamps, Dr Emmanuel Cuzin (Édition Belin 2004)

A paraître

L'insuffisance cardiaque, collection "la santé mot à mot", Pr Yves Juillière, Dr Emmanuel Cuzin (Éditions Manise/Grand Public Santé)

Cancer du sein : des femmes témoignent, Dr Jean Yves Génot , Dr Emmanuel Cuzin (Éditions Manise/Grand Public Santé)

Remerciements

à Catherine Ducret kinésithérapeute spécialiste antifuite (Hôpital Saint-Louis),

au Dr Brigitte George spécialiste de la douleur (Hôpital Saint-Louis),

au Pr Christophe Hennequin spécialiste des rayons (Hôpital Saint-Louis),

au Dr Jacques Médioni spécialiste en chimiothérapie (Hôpital Européen Georges Pompidou),

qui nous ont apportés leurs connaissances et sans qui ce livre n'aurait pu être écrit.

Achevé d'imprimer en juillet 2005
Imprimé en Espagne
Dépôt légal : septembre 2005
ISBN : 2-84198-262-9